U0909778

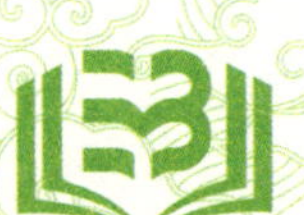

中国民间刺血术

单天佶◎编

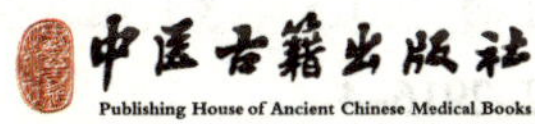

图书在版编目（CIP）数据

中国民间刺血术 / 单天信编 . -- 北京 : 中医古籍出版社，2024. 10（2025.3 重印）. -- ISBN 978-7-5152-2916-4

Ⅰ . R245. 31

中国国家版本馆 CIP 数据核字第 2024LG2536 号

中国民间刺血术

单天信　编

策划编辑　姚　强

责任编辑　李　炎

封面设计　李舒园

出版发行　中医古籍出版社

社　　址　北京市东城区东直门内南小街 16 号（100700）

电　　话　010-64089446（总编室）010-64002949（发行部）

网　　址　www.zhongyiguji.com.cn

印　　刷　北京一鑫印务有限责任公司

开　　本　640mm × 910mm　1/16

印　　张　10

字　　数　105 千字

版　　次　2024 年 10 月第 1 版　2025 年 3 月第 3 次印刷

书　　号　ISBN **978-7-5152-2916-4**

定　　价　69.00 元

前言

中国传统疗法历经几千年的历史，治疗疾病的方法有很多，不乏草药治病、针灸、点穴、气功治疗等。其中，针灸中有一个分支，叫作刺血术，起源于古代中国，有着独特的治疗效果，特别是用于急救，因为具有立竿见影的效果，曾在民间盛行一时。

作为一种自然疗法，中国民间刺血术具有悠久的历史和独特的治疗效果。为了弘扬、推广和普及这一传统疗法，我们特意编写此书，致力于将中医学的精髓和特色渗入百姓的日常生活当中，让更多的人学会运用中医药的理念和优势技术养身健体、防治疾病。

刺血术在古代称为“刺络”“启脉”，这种疗法的医理是通过刺破特定穴位或病变部位的皮肤、皮下组织，放出少量血液，使瘀塞的气血得到疏通，使不通畅的地方开窍，从而达到治疗疾病的目的。刺血术的操作过程包括三个步骤：确定刺血部位—消毒—刺血。简单地说，就是在实际操作时，首先需要根据患者的具体病情确定刺血部位，然后对刺血部位进行严格消毒，最后再刺血。操作过程中需要注意避免刺破血管和其他重要组织，以免造成严重后果。刺血后，需要对伤口进行消毒和护理，避免感染。

在编写这本书的过程中，编者参阅了大量历代有关刺血的中医文献和民间刺血处方，取其精华，去其糟粕，秉持科学、实用的原则认真取舍，力求条理分明。

本书介绍了刺血术的基本知识，以及急救、内科、妇科、儿科、皮肤科、骨科、五官科近100种常见疾病的刺血疗法，并配以详细的图解加以说明，通俗易懂，易于操作，方便每一位读者对照应用。

中医药文化是中医药学的根基和灵魂，是中医药传承发展的精神动力，也是中医药自信的重要源泉。传承中医药文化，建设健康中国是我们每一个人义不容辞的责任。希望借助本书对中医药文化内涵理念进行时代化、大众化、创新性的阐释，让中医药文化绽放出时代光芒，在更多人心中生根发芽。

编者

2023年7月

目 录

卷一 刺血常识

卷二 刺血调阴阳

卷三　急症应对

卷四　内科疾病

卷五　妇科疾病

卷六　儿科疾病

卷七　皮肤科疾病

卷八 骨科疾病

卷九 五官科疾病

卷一 刺血常识

神奇的刺血术

中医认为，脏腑功能紊乱、经络气血循行失调，是疾病发生的根本原因。刺血疗法就是通过活血通络、调理气血，恢复人体正常的生理功能，达到祛邪扶正的目的。及时使用这一疗法既可以治疗疾病，又可以防止疾病进一步恶化。具体来说，中医传统理论认为，刺血疗法的治疗作用主要有以下几个方面：

泄热解毒

阳气盛必然会涉及血盛，刺血疗法借助点刺之法泄去血脉中的邪热、过盛的阳气，使机体的气血趋于正常，邪热自平。热之极为火，一旦心阳过亢或肝阳过亢，人体就会出现火邪的症状，甚至发热、神昏谵语等，此时用三棱针点刺，可以直接清泄心阳肝阳的偏亢，达到清火泄热的作用。

另外，刺血疗法还能使侵入机体的毒邪随血排出，发挥理气调血的作用，使人体机能恢复正常。

祛瘀通络

古人认为“凡刺之理，经络为始”，疏通经络是针灸治疗疾病的基础。人体气血运行依靠经络系统，如经络不通，则气血不行，机体失养，百病乃生。刺血通过释放出一定量的血，直接作用于经络系统本身，“通其经脉，调其气血”，使经络通畅，气血畅行，以治疗经络不通所致的各种病症，所以历代医家均以刺血为通经活络的主要手段。

《内经》所言“脉结血不和，决之乃行”，也是利用刺血具有较强疏经活络的作用，使气血运行通利，“通则不痛”，从根本上消除了产生疼痛的病理基础，起到了活络通络、止痛镇痛的作用。

《内经》中还记载了刺血治疗头痛、齿痛、心痛、胃痛、腹痛、腰痛、腿痛等诸多痛证的实例。比如，华佗刺血治曹操头风、刺委中穴治急性腰痛等治疗痛证的著名医案医方，均是依据刺血疗法具有活络止痛这一作用列出的。

消肿止痛

跌打损伤引起的肢体局部肿胀疼痛是由于气滞血涩、经络瘀积而致。用三棱针点刺，不但可以直接排除局部经脉中“菀陈”的瘀血与病邪，促使经脉通畅，达到消肿的目的，还可以直接泄去经脉中瘀滞的病邪，使经络畅通而疼痛停止。

中医认为“不通则痛，通则不痛”，凡是各种原因导致的气滞血瘀、经络壅滞，都可以引起疼痛，而针刺可以疏通经络，调和气血，解郁开结，使闭塞状态消除，疼痛自止。临床上治疗各种痛证，就是利用刺络达到“通则不痛”的目的。

祛风止痒

中医认为皮肤瘙痒是风邪侵袭血脉所致，故有“治风先治血，血行风自灭”之说。三棱针点刺，就是通过理气调血，使血脉通畅，迫使风邪无处停留，从而达到祛风止痒的效果。

醒脑开窍

《针灸大成》曰：“凡初中风跌倒，卒暴昏沉，痰涎壅滞，不省人事，牙关紧闭，药水不下，急三棱针，刺手十指十二井穴，当去恶血。又治一切暴死恶候，不省人事，及绞肠痧，乃起死回生妙诀。”而现代针灸临床治疗中，风闭证仍以井穴刺血救急。根据中医理论，大多数昏厥、急证皆因气血逆乱、经络闭塞所致，刺血能够疏通经络、活血和血以启闭泄邪，通关开窍，从而起到醒脑开窍之功。

在《内经》中，刺血还用以治疗癫证、癔症、精神分裂症等精神不宁疾病。此类病证多因情志忧郁、气血不和、心神不主所致，使用血络点刺，能够通经活络，活血理气，使气血冲和，神志安宁。《素问·调经论》说：“神有余则笑不休，神不足则悲……神有余，则泻其小络之脉出血，勿之深斥，无中其大经，神气乃平。”也正因如此，刺血仍是目前治疗精神神志疾病的重要手段，并具有较好疗效。

综上所述，刺血疗法具有泄热解毒、疏经通络、活络止痛、活血化瘀、消肿散结、醒脑开窍、镇静安神、祛邪安正、和血养血、调理阴阳等作用。了解并掌握刺血疗法的作用，对临床合理选用、提高刺血疗法的治疗效果大有裨益。

刺血术使用的医具

俗话说："工欲善其事，必先利其器。"工具的好坏，是否得心应手，直接关系到操作者技术的发挥和疗效的快慢与好坏。

三棱针

三棱针（见图1–1）是用于血络点刺的针具。用其刺破患者身体上的一定穴位或浅表血络，放出少量血液，以达到治疗疾病的方法称刺络法，亦称"刺血络"。

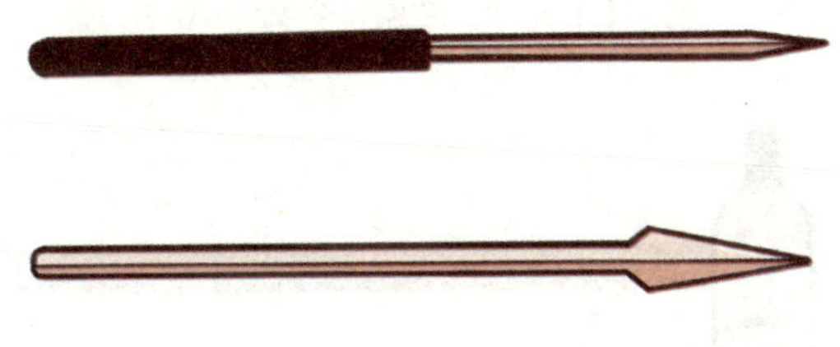

图1–1

《灵枢·九针论》说："四曰锋针，取法于絮针，筩其身，锋其末，长一寸六分，主痈热出血。"现之三棱针由不锈钢制成，长1.6寸，约6厘米，针身呈圆柱形，针尖锋利呈三棱锥状，三面有刃，是血络点刺的主要工具，主要用于点刺、排脓。

《灵枢·官针》说："九针之宜，各有所为，长、短、大、小，各有所施也。"

在临床使用中，三棱针又有大、小之分。

☆ **大三棱针：** 多用于男性、身体健壮者，刺络躯干及四肢的腧穴，出血量较多时选用。

☆ **小三棱针：** 多用于女性、小儿或体弱者，刺络头面腧穴或点刺十二井穴、十宣穴等出血量较少处时选用。

梅花针

梅花针是在九针中的镵针基础上，经历代医家不断研究、改进而发展起来的一种针具。针柄的一端装7枚小针，状如梅花，故又称七星梅花针或“七星针”。见图1–2。

根据其头部针数的不同，又分为梅花针（5枚针）、七星针（7枚针）和罗汉针（18枚针）等。主要用于刺激面较大，但出血量不多的部位，一般用于皮肤疾病较多，又被称为“皮肤针”。

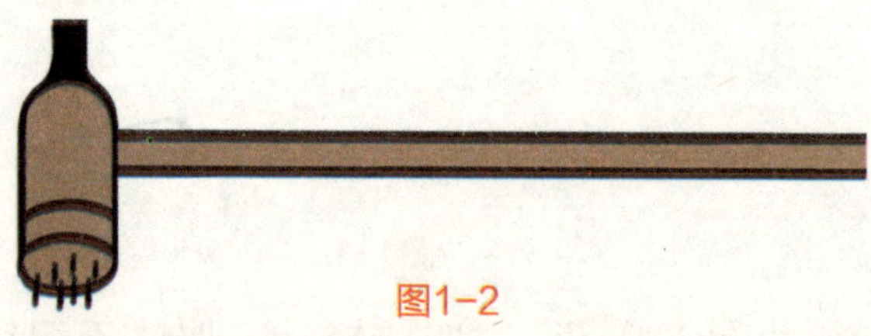

图1–2

毫针

毫针，《灵枢·九针论》说：“七曰毫针，取法于毫毛，长一寸六分，主寒热痛痹在络者也。”现在刺络所选取的毫针，多用于小儿及体质虚弱之人，一般多为1寸毫针。

针尖是针身的尖端锋锐部分，亦称针芒；针身是针尖与针柄之间的主体部分，亦称针体；针身与针柄连接的部分称为针根；针体与针根之后执针着力的部分称为针柄；针柄的末梢部分称为针尾。见图1–3。

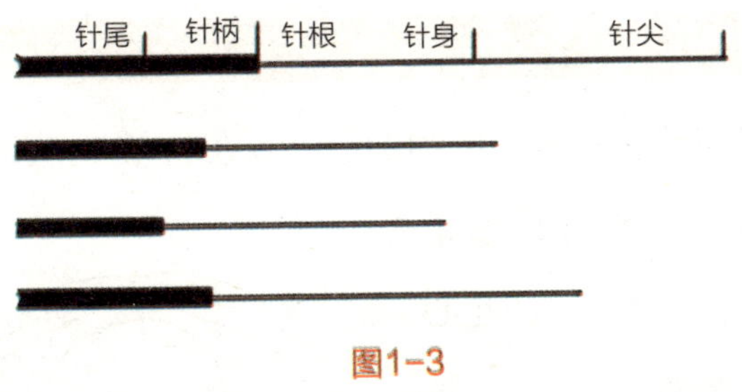

图1–3

此外，刺络泻血的工具可选用注射针、圆利针、采血针、小眉刀、缝衣针等。

火罐

火罐多在刺罐法时使用，作为刺血疗法的辅助工具。刺络后，在施术处施以火罐，是为了清除体内瘀堵，通过调和气血、活血祛瘀、通经活络等调整人体脏腑，使脏腑和谐，经脉通畅，治病祛疾。

火罐分为玻璃罐（见图1–4）、竹罐和陶罐等。其中以玻璃

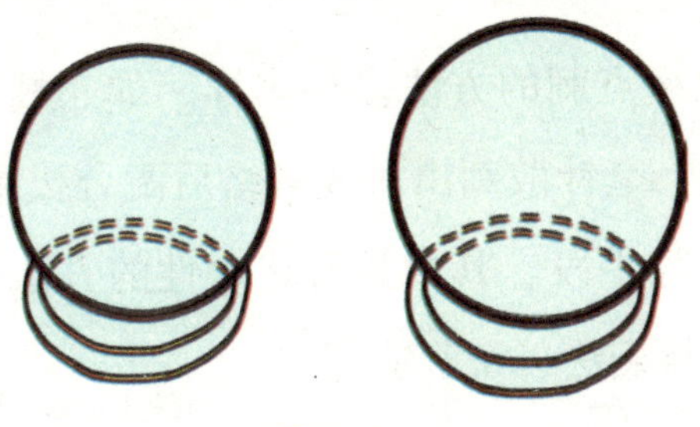

图1–4

罐为最好，一方面便于观察出血量的多少，另一方面便于清洗及消毒。玻璃罐按其大小分为5个规格，可根据临床需要而选取不同型号。

止血带

止血带为橡胶制品，长约2尺，多在行缓刺法时用。见图1-5。操作时，一般将止血带结扎在刺络部位上端（近心端），令静脉怒张，再用三棱针点刺，以使毒邪外泄。止血带常常使用在肘窝、腘窝处。

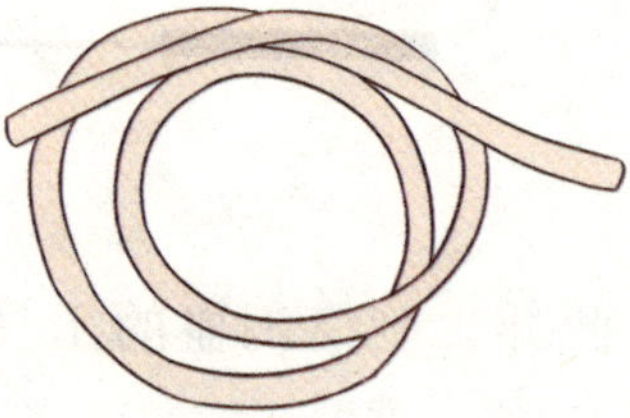

图1-5

此外，刺血疗法还需备有消毒用碘酒、酒精棉球、干棉球或脱脂棉等辅助工具，以确保治疗安全卫生。

掌握施针技巧

临床上血络点刺的方法多种多样，如三棱针点刺出血、梅花针叩刺出血、毫针散刺出血或刺络后配合拔罐、割治疗法等，均是有效的治疗手段。其中具有代表性的方法是点刺法、针罐法、散刺法、挑刺法、密刺法等。

点刺法

针具可选用三棱针或粗毫针，有3种点刺形式。

☆ **直接点刺法：**先在针刺部位揉捏推按，使局部充血，然后右手持针，以拇指、食指捏住针柄，中指紧靠针身下端，留出针尖0.1～0.2寸，对准已消毒过的部位迅速刺入。见图1-6。刺入后立即出针，轻轻挤压针孔周围，使出血数滴，然后以消毒棉球按压针孔即可。此法适于末梢部位，如十二井穴、十宣穴及耳尖穴等处刺血。

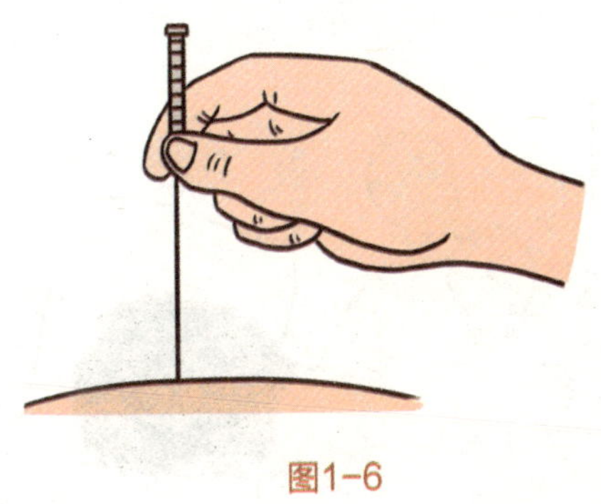

图1-6

☆ **挟持点刺法：**用左手拇指、食指捏起针刺部位的皮肤和肌肉，右手持针刺入0.5～1寸深。退针后捏挤局部，使之出血。常用于攒竹、上星、印堂等穴位的刺血。

☆ **结扎点刺法：**先用一根止血带扎紧针刺部位上端，局部消毒后，左手拇指压在被刺部位下端，右手持针对准被刺部位的脉管刺入，然后立即退针，使其流出少量血液。出血时，也可轻按静脉上端，以助瘀血排出，使毒邪得泄。待出血停止后，再将止血带松开，用消毒棉球按压针孔。此法常用于肘窝、腘窝及太阳穴等处的浅表静脉，用以治疗中暑、急性腰扭伤、急性淋巴管炎等。

针罐法

针罐法是实施针刺后加拔火罐点刺的一种治疗方法，多用于躯干及四肢近端能扣住火罐处。操作时，先以三棱针或皮肤针刺局部见血（或不见血），然后再拔火罐。一般留火罐5～10分钟，待火罐内吸出一定量的血液后起罐。见图1–7。本法适用于病灶范围较大的丹毒、神经性皮炎、扭挫伤等疾病的治疗。

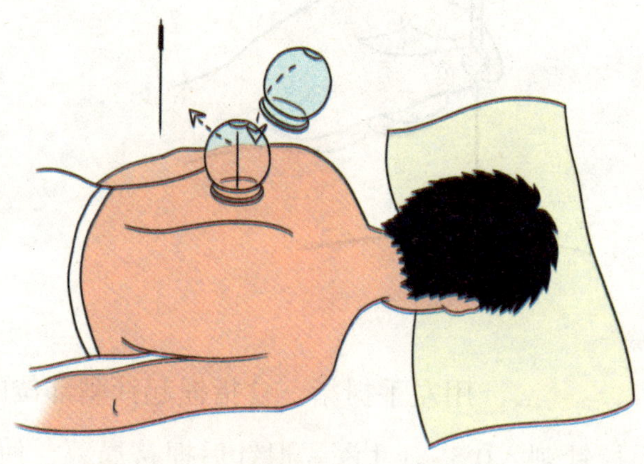

图1–7

散刺法

此法又称“丛刺”“围刺”，是针对病变局部或周围进行点刺的一种方法。操作时，根据病变部位大小的不同，用三棱针在病灶周围上下左右多点刺之，使其出血，以消除瘀血或水肿，达到活血化瘀、通经活络的作用。见图1-8。此法多用于局部瘀血、肿痛、顽癣等。

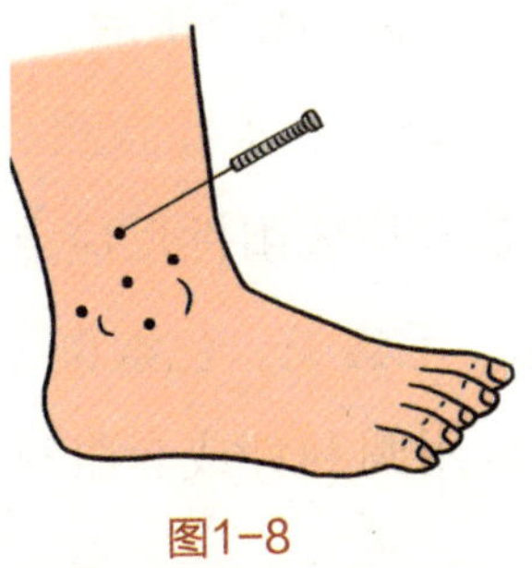

图1-8

挑刺法

此法操作时以左手按压施术部位两侧，使皮肤固定，右手持三棱针或粗圆针（见图1-9），将腧穴或反应点挑破出血；或深入皮内，将部分纤维组织挑出或挑断，并挤压出血，术后以碘酒消毒，敷上无菌纱布，用胶布固定。对一些惧怕疼痛的患者，可先用少许0.5%普鲁卡因打皮丘，再行挑治。常用于治疗目赤肿痛、丹毒、乳痈、痔疮等疾病。

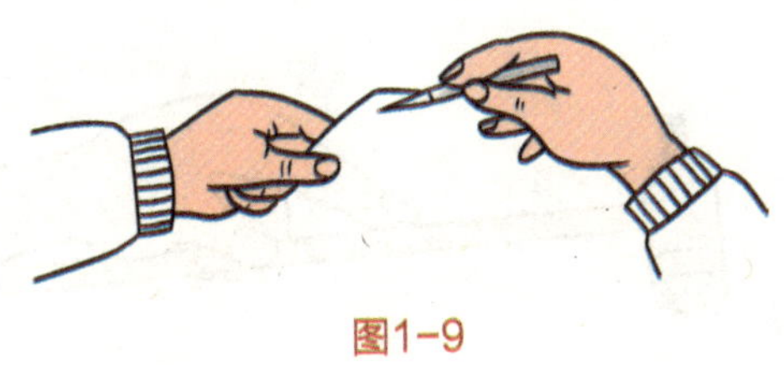

图1-9

挑刺的部位可根据病症不同有3种选点法。

☆ **以痛为腧选点法：**如肩周炎，在肩关节部位寻找痛点或敏感点挑刺；甲状腺功能亢进，在甲状腺凸起部挑刺。

☆ **以脊髓神经分布特点选点法：**如颈椎病、颈淋巴结肿大、咽喉肿痛、甲状腺功能亢进等，可在颈项部选点挑刺；慢性前列腺炎、肛门痔疾等取腰骶部挑治。

☆ **以脏腑器官病变选取相应腧穴法：**如背俞穴邻近阳性反应点，挑治的点可以是穴位或阳性反应点（痛点、丘疹或条索状物），但要注意与痣、毛囊炎、色素斑等相鉴别。挑治的工具除了三棱针外，还可以用圆利针或者眼科用的角膜钩改制成的“钩状挑治针”等。

密刺法

此法是在散刺法基础上的进一步发展，所用针具为皮肤针（梅花针、七星针）。操作时，以右手握住针柄后端，食指伸直压在针柄中段，利用手腕力量均匀而有节奏地弹刺，叩打一定部位。见图1-10。刺血部位要求的刺激强度宜大，以用力叩击至皮肤上出血如珠为度。此法对某些神经性疼痛、皮肤病有较好的疗效。

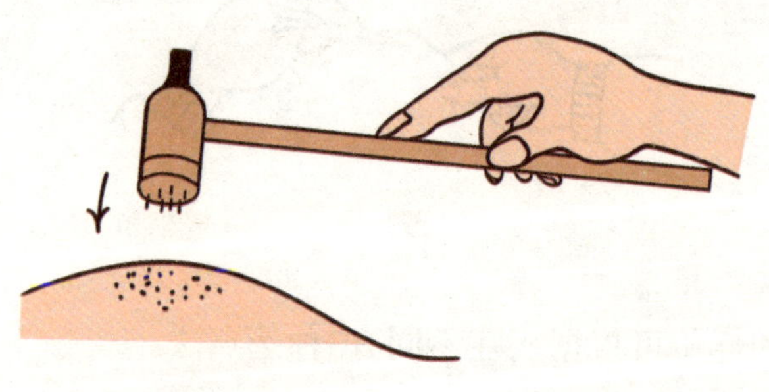

图1-10

刺血前的准备工作

俗话说："磨刀不误砍柴工。"要做好一件事，前期的准备工作是非常重要的。充分的准备工作是做任何事情的前提，做好刺血前的准备工作是保证治疗顺利进行、防止意外发生的重要前提。

消毒方法

☆ **针具消毒：**三棱针使用前应经过高压消毒，或使用一次性三棱针。

☆ **医者消毒：**医者应用肥皂水清洗干净双手，再用75%乙醇擦拭。

☆ **部位消毒：**可用75%乙醇或碘伏在施术部位消毒。

体位选择

以施术者能够正确取穴、操作方便、患者舒适为原则。常用体位有3种：卧位、坐位和立位。

卧位可分为俯卧位、仰卧位和侧卧位，坐位又可分为仰靠坐位、侧伏坐位和俯伏坐位等。

☆ **俯卧位：**适用于头、项、肩、背、腰、骶和下肢后侧、外侧等部位的穴位。

☆ **仰卧位：**适用于头、面、颈、胸、腹部和部分四肢的穴位。

☆ **侧卧位：**适用于侧头、侧胸、侧腹、臂和下肢外侧等部位的穴位。

☆ **仰靠坐位：**适用于前额、面、颈、胸上部和上肢的部分穴位。

☆ **侧伏坐位：**适用于侧头、侧颈部的穴位。

☆ **俯伏坐位：**适用于头顶、后脑、项、肩、背部的穴位。

☆ **立位：**适用于委中等特殊部位的点刺，但站立时应双手扶住墙壁，以有所依托。

摸准经络穴位

刺血术是以血络为主、穴位为辅，所以刺血疗法最重要的一步是要找准经络。可以依据以下3个原则找准经络：一、循经取穴点刺，病在何经穴位，就取何经穴位点刺；二、表里经取穴点刺，某条经络不通，就选取与该经相表里的经脉穴位点刺；三、局部取穴点刺，病在何处就在何处点刺。

腧穴的部位与主治

腧穴分布在一定的经络循行路线上，全身腧穴很多，而每个穴位的主治范围很广，为了便于记忆，根据古今文献记载及临床体会，将所有腧穴按部位归类，主治的共同点简述如下：

☆ **头、面、颊、项部腧穴：**主治局部病和腧穴邻近器官疾病及神志病。见图1-11。

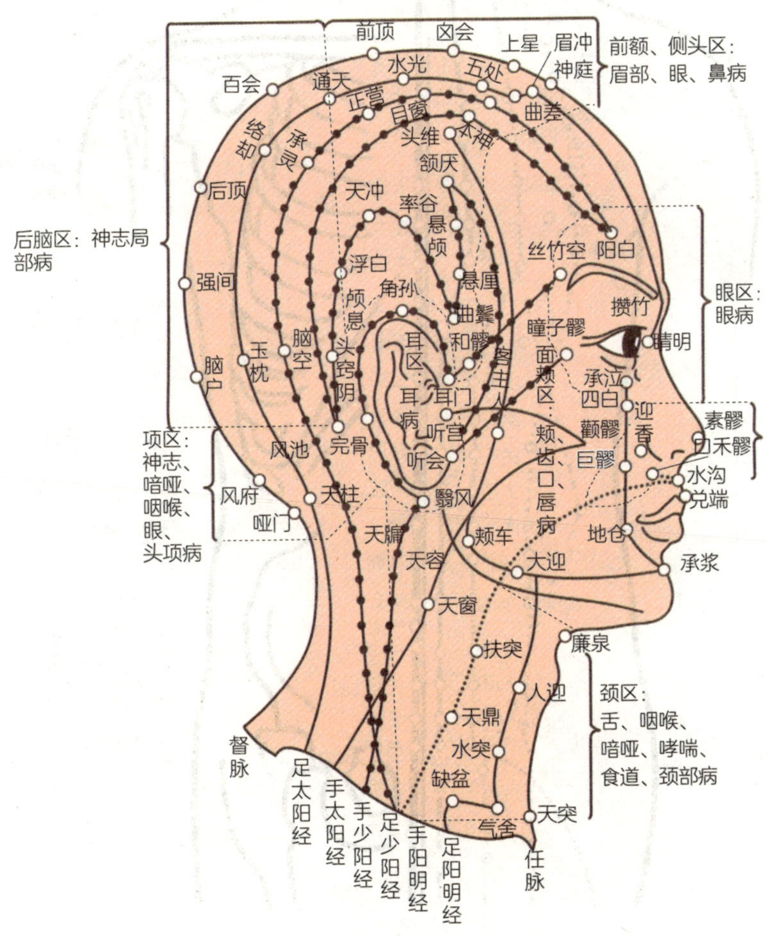

图1-11　头、面、颊、项部腧穴及主治

☆ **胸、腹、背、腰部腧穴：**主治局部病和腧穴所在部位的脏腑器官病。后背上部的腧穴兼治发热和上肢病；腰以下的腧穴兼治虚寒证和下肢病。见图1–12、图1–13、图1–14。

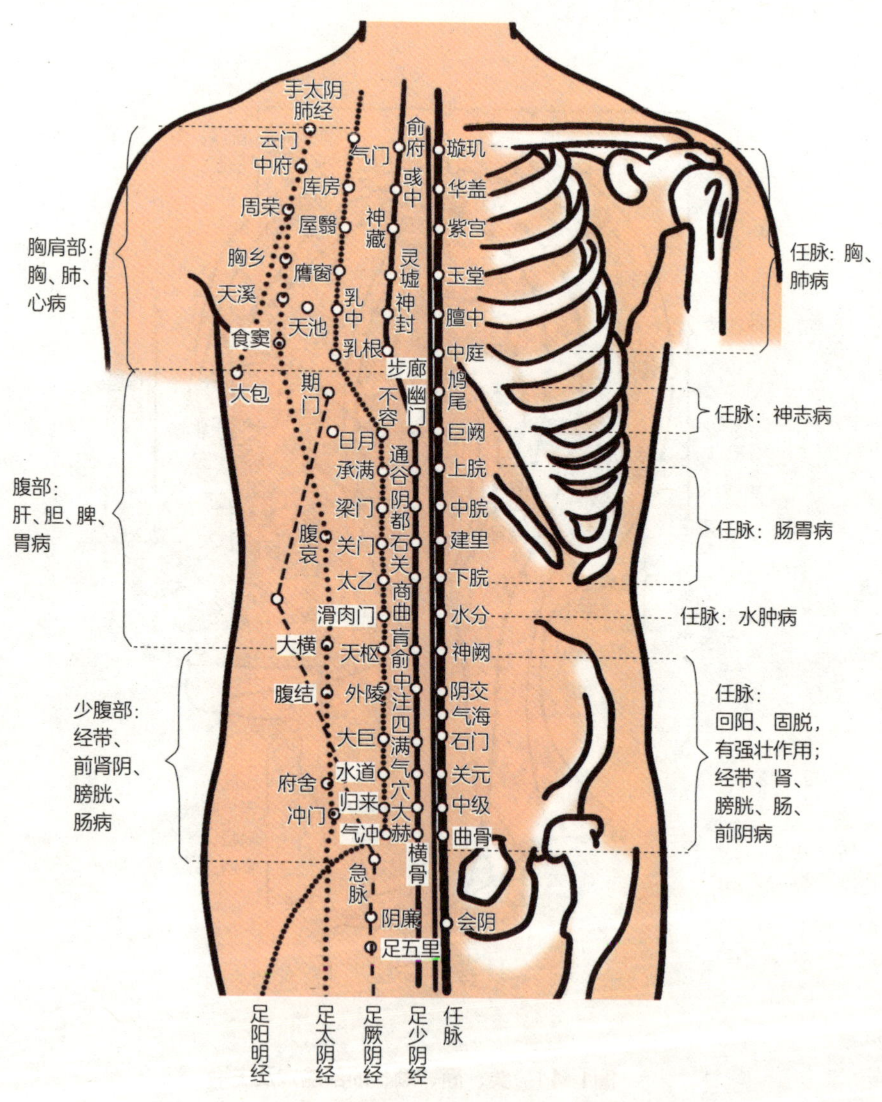

图1–12　胸、腹部腧穴及主治

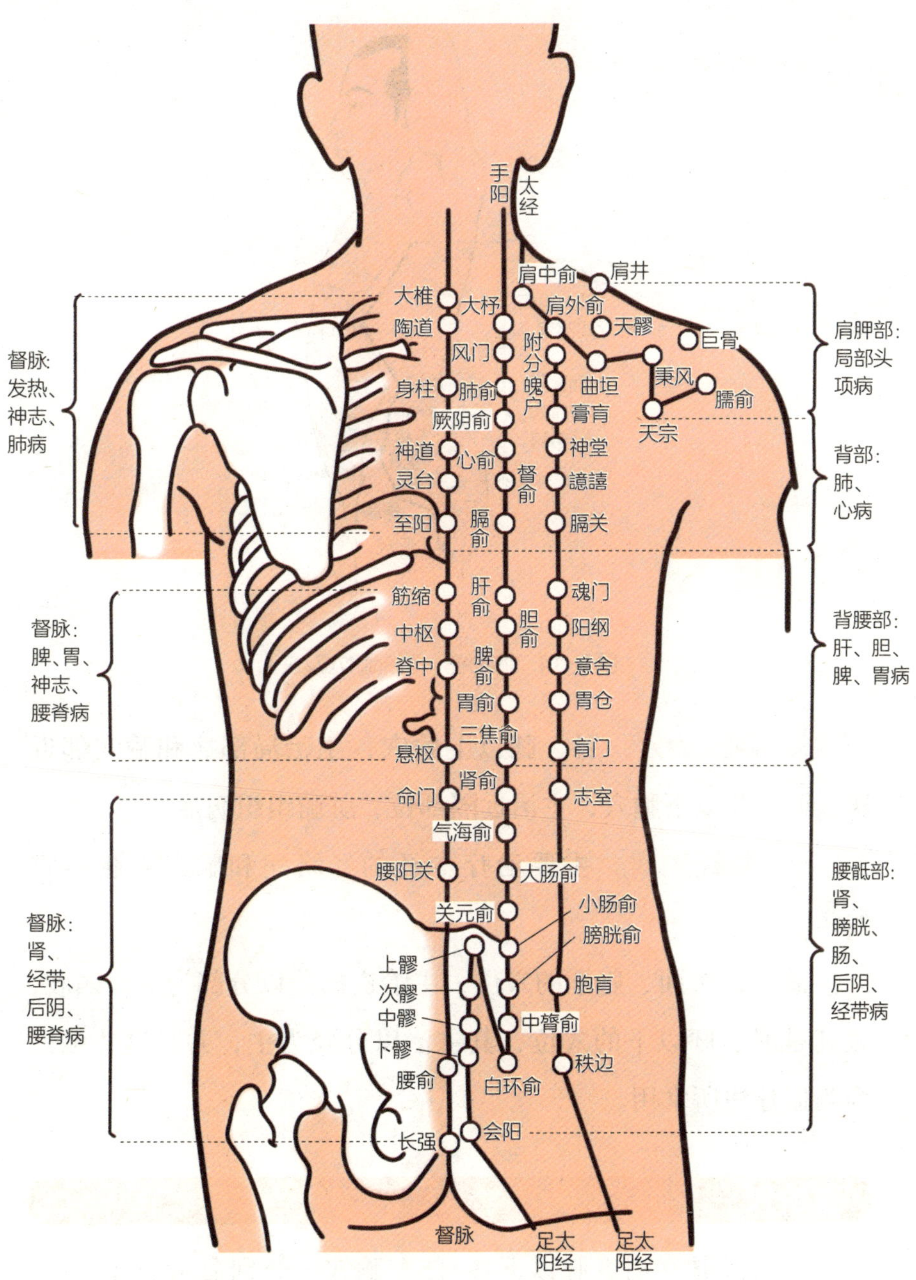

图1-13　背、腰部腧穴及主治

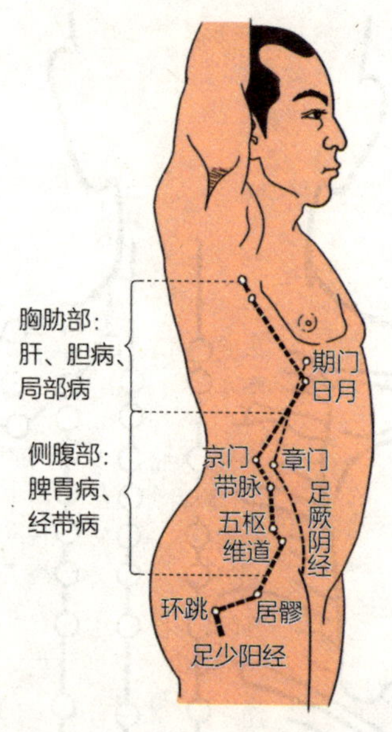

图1-14　胸胁侧、腹部腧穴及主治

☆ **四肢腧穴：** 肘、膝以上腧穴，主治局部病和腧穴邻近病；肘、膝以下腧穴，主治远隔部位，脏腑组织病症。

☆ **各经腧穴：** 主要治疗本经的经络病和腧穴脏腑器官的病。

总之，头面、躯干的穴位，主治疾病是以分部为主。四肢，尤其是肘、膝以下的穴位，其主治以分经为主，并且这些腧穴为刺血疗法所常用。

五输穴

十二经脉在肘、膝以下各有5个腧穴，分别命名为井、荥、输、经、合，总称五输穴。它们是十二经脉的重要穴位，亦是点刺疗法的常用穴位，安全、易于施治，并且治疗疾病效果好。

五输穴的治疗作用：五输穴的治疗作用各有特点，一般井穴主治神志病、心下满；荥穴主治发热病；输穴主治风湿痹痛；经穴主治喘咳、寒热、咽喉病；合穴主治胃肠等六腑病证。

六阴经、六阳经五输穴五行配属，见表1–1、表1–2。

表1–1 六阴经五输穴五行配属表

阴经	井(木)	荥(火)	输(土)	经(金)	合(水)
手太阴肺经(金)	少商	鱼际	太渊	经渠	尺泽
足太阴脾经(土)	隐白	大都	太白	商丘	阴陵泉
手少阴心经(火)	少冲	少府	神门	灵道	少海
足少阴肾经(水)	涌泉	然谷	太溪	复溜	阴谷
手厥阴心包经(君火)	中冲	劳宫	大陵	间使	曲泽
足厥阴肝经(木)	大敦	行间	太冲	中封	曲泉

表1–2 六阳经五输穴五行配属表

阳经	井(金)	荥(水)	输(木)	经(火)	合(土)	原(总刺)
手阳明大肠经(金)	商阳	二间	三间	阳溪	曲池	合谷
足阳明胃经(土)	厉兑	内庭	陷谷	解溪	足三里	冲阳
手太阳小肠经(火)	少泽	前谷	后溪	阳谷	小海	腕骨
足太阳膀胱经(水)	至阴	足通谷	束骨	昆仑	委中	京骨
手少阳三焦经(相火)	关冲	液门	中渚	支沟	天井	阳池
足少阳胆经(木)	足窍阴	侠溪	足临泣	阳辅	阳陵泉	丘墟

十二原穴

十二经脉在腕、踝关节附近各有一个原穴，为脏腑原气经过和留止的部位，称为原穴，又称“十二原”。分别如下：

肺经之原太渊、心经之原神门、肝经之原太冲、脾经之原太白、肾经之原太溪、心包经之原大陵；六阳经经气所过为原穴，即胆经之原丘墟、胃经之原冲阳、三焦经之原阳池、膀胱经之原京骨、大肠经之原合谷、小肠经之原腕骨。

据《灵枢·九针十二原》云：“十二原者，主治五脏六腑之有疾也。”能使三焦原气通达，从而发挥其维护正气、抗御外邪的作用，对脏腑疾病常有较好的疗效。

卷二 刺血调阴阳

十四经脉营运全身

经络是沟通脏腑和体表联系的通道。在经穴上刺血放气，是对人体脏腑内的阴阳气血进行平衡调整，起到补虚泻实之作用，达到医治疾病之目的。由于十四经的分布与脏腑的相互联系不同，所以在选配常用刺血经穴时，应充分掌握各经络的常用穴位和各经气血流注规律，以利辨证施治，对症刺血放气。

手太阴肺经常用刺血经穴有9个，分别是中府、云门、天府、侠白、尺泽、列缺、太渊、鱼际、少商。

手阳明大肠经常用刺血经穴有8个，分别是商阳、二间、三间、合谷、上廉、曲池、肩髃、迎香。

足阳明胃经常用刺血经穴有20个，分别是头维、四白、下关、颊车、地仓、气户、库房、乳根、天枢、水道、归来、气冲、髀关、犊鼻、足三里、上巨虚、解溪、陷谷、内庭、厉兑。

足太阴脾经常用刺血经穴有10个，分别是隐白、大都、公孙、商丘、三阴交、冲门、大横、腹哀、胸乡、大包。

手少阴心经常用刺血经穴有4个，分别是极泉、少海、神门、少冲。

手太阳小肠经常用刺血经穴有13个，分别是少泽、前谷、后溪、腕骨、阳谷、小海、肩贞、臑俞、天宗、秉风、曲垣、肩外俞、肩中俞。

足太阳膀胱经常用刺血经穴有20个，分别是睛明、攒竹、曲差、承光、通天、络却、大杼、风门、肺俞、膈俞、肝俞、脾俞、胃俞、上髎、膏肓俞、譩譆、委中、承山、昆仑、至阴。

足少阴肾经常用刺血经穴有8个，分别是涌泉、然谷、太溪、照海、复溜、四满、幽门、俞府。

手厥阴心包经常用刺血经穴有4个，分别是天池、曲泽、大陵、中冲。

手少阳三焦经常用刺血经穴有6个，分别是关冲、腋门、肩髎、瘈脉、颅息、丝竹空。

足少阳胆经常用刺血经穴有13个，分别是瞳子髎、颔厌、悬厘、头窍阴、头临泣、脑空、肩井、京门、环跳、阳陵泉、悬钟、丘墟、足窍阴。

足厥阴肝经常用刺血经穴有7个，分别是大敦、行间、太冲、中封、膝关、章门、期门。

任脉常用刺血经穴有8个，分别是中极、气海、阴交、神阙、中脘、上脘、华盖、承浆。

督脉常用刺血经穴有9个，分别是长强、命门、身柱、大椎、风府、百会、上星、水沟、龈交。

手少阳三焦经

此经起于关冲，终于耳门。见图2–1。

脉起手小指次指之端，上出两指之间，循手表腕，出臂外两骨之间，上贯肘，循臑外，上肩，交出足少阳之后，入缺盆，布膻中，散络心包，下膈，循属三焦；其支者，从膻中上出缺盆，上项，系耳后，直上出耳上角，以屈下颊，至䪼（音拙）。其支者，从耳后入耳中，出走耳前，过上关穴，交颊，至目锐眦。

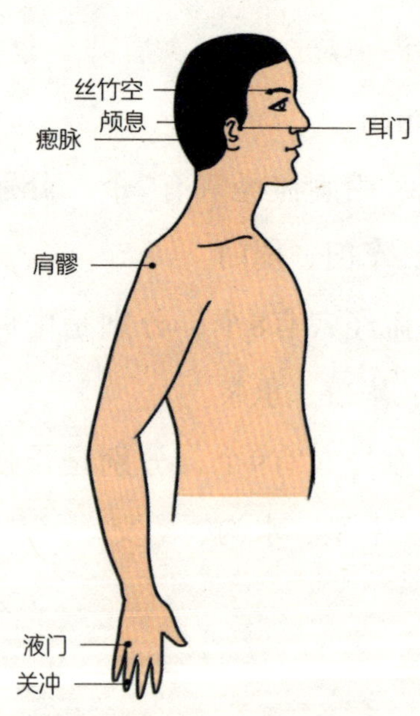

图2–1　手少阳三焦经常用刺血经穴

此经多气少血，亥时（21—23时）气血注此。

关冲

【主治】喉痹，舌卷口干，头痛，霍乱，胸中气噎，不嗜食，臂肘痛，目生翳膜，视物不明。

【治则】搜风行血。

【治法】用三棱针刺出血。

液门

【主治】惊悸妄言，咽外肿，寒厥，手臂痛，寒热，目赤涩，头痛，暴得耳聋，齿龈痛。

【治则】清热镇痛。

【治法】用三棱针刺出血。

肩髎

【主治】臂痛，肩重不能举。

【治则】舒筋活络。

【治法】重者，用三棱针刺出血；轻者，用梅花针刺出血。

瘈脉

【主治】头风耳鸣，小儿惊痫，呕吐，泄利无时，惊恐，目睛不明。

【治则】祛风宁神。

【治法】用三棱针刺出血，不宜多出血。

颅息

【主治】耳鸣痛，喘息，小儿呕吐涎沫，身热头痛，耳流脓汁。

【治则】泻热镇痛。

【治法】用三棱针刺出血，出血不宜过多。

丝竹空

【主治】目眩头痛，视物不明，恶风寒，风痫，不识人，发狂吐涎沫。

【治则】解表疏风豁痰。

【治法】用三棱针刺出血，针刺不可深，血不宜多出。

足少阳胆经

此经起于瞳子髎，终于足窍阴。脉起目锐眦，上抵头角，下至耳后，循颈周，行于手少阳三焦经之前，至肩上，出于手少阳三焦经之后，入缺盆，其支者，从耳后入耳中，走耳前，至目锐眦后；其支者，别目锐眦，下大迎，合于手少阳抵于頔，下加颊车，下颈，合缺盆，下胸中，贯膈，络肝，属胆，循胁里，出气冲，绕毛际，横入髀厌中；其直者，从缺盆下腋，循胸，过季胁，下合髀厌中，以下循髀阳，出膝外廉，下外辅骨之前，直下

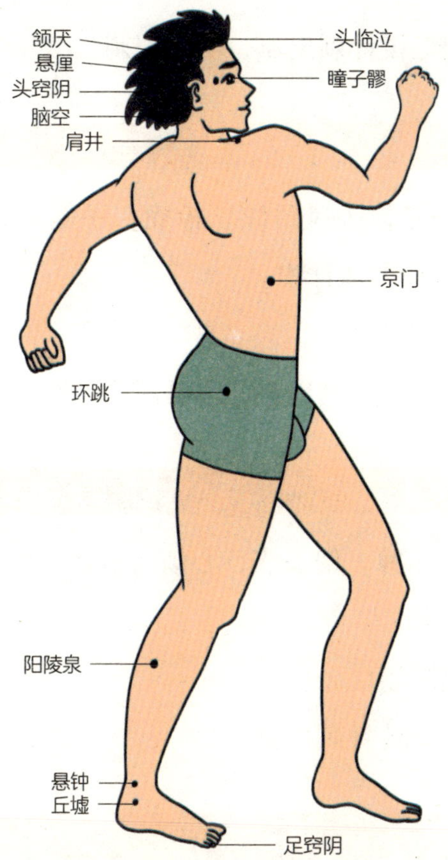

图2–2　足少阳胆经常用刺血经穴

抵绝骨之端，下出外踝之前，循足跗上，入小趾次趾之间；其支者，别跗上，入大趾之间，循大趾歧骨内，出其端，还贯入爪甲，出三毛。见图2–2。

此经多气少血，子时（23—1时）气血注此。

瞳子髎

【主治】目痒膜白，青盲无见，赤痛泪出，头痛，喉闭。

【治则】宁神醒目。

【治法】用细三棱针刺出血，不可深刺。

颔厌

【主治】偏头痛，头风目眩，惊痫，手腕痛，耳鸣，目无见，好嚏，颈痛，历节风汗出。

【治则】息风镇惊。

【治法】用细三棱针刺出血，不可深刺。

悬厘

【主治】面皮赤肿，偏头痛，心烦不欲食，中焦客热，热病汗不出，目锐眦赤痛。

【治则】泄热除烦。

【治法】用细三棱针刺出血。

头窍阴（枕骨）

【主治】四肢转筋，目痛，头颈颔痛，耳鸣，舌本出血，手足烦热汗不出，舌强胁痛，咳逆喉痹。

【治则】通窍发汗。

【治法】用细三棱针作点刺出血，然后循瞳子髎穴推揉1分钟。

丘墟

【主治】胸胁满痛，腋下肿，痿厥，髀枢中痛，转筋，小腹寒热，颈肿，腰胯痛。

【治则】活络镇痛。

【治法】用细三棱针刺出血。

足窍阴

【主治】胁痛，咳逆，手足烦热，汗不出，转筋，头痛心烦，喉痹，舌强口干，肘不可举，目痛。

【治则】泄热除烦。

【治法】用三棱针刺出血。

手阳明大肠经

此经起于商阳，止于迎香。见图2-3。

其脉起于大指次指之端，循指上廉，出合谷两骨之间，上入两筋之中，循臂上廉，入肘外廉，上循臑外前廉，上肩，出髃骨之前廉，上出于柱骨之会上，下入缺盆，络肺，下膈，属大肠；其支者，从缺盆上颈贯颊，入下齿中，还出挟口，交人中，左之右，右之左，上挟鼻孔，循

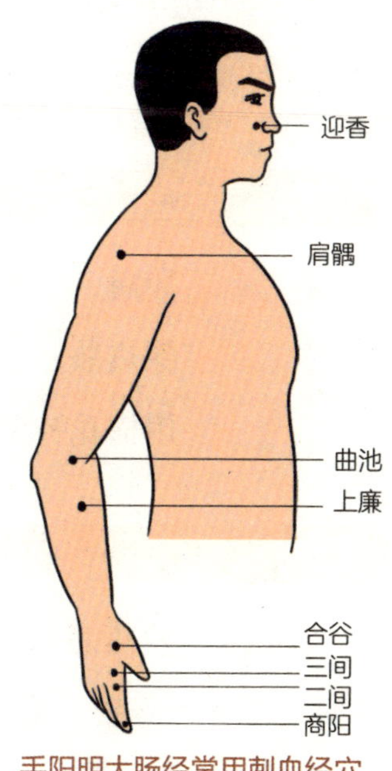

图2-3 手阳明大肠经常用刺血经穴

禾髎，迎香而终，以交于足阳明经。

此经气血俱多，卯时（5—7时）气血注此。

商阳

【主治】胸中气满，喘咳肢肿，热病汗不出，耳鸣耳聋，寒热痃疟，齿痛恶寒，肩背急相引缺盆中痛，目青盲，昏厥，口舌生疮。

【治则】清热散寒。

【治法】用三棱针刺出血，用指掐揉此穴1分钟。

二间

【主治】喉痹，颔肿，肩背痛，振寒，鼻出血，多惊，齿痛，目黄，口干，积食不通，伤寒水结，发热。

【治则】泻热镇痛。

【治法】用三棱针刺出血。

三间

【主治】牙痛，喉痹，胸腹满，肠鸣腹泻，寒证，伤寒气热。

【治则】除热散寒。

【治法】用梅花针刺出微血。

合谷

【主治】发热恶寒，头痛项强，无汗，寒热证，热病，目视不明，耳聋，喉痹，血肿，偏风，瘫痪，牙痛。

【治则】泻脏热，调阴阳。

【治法】重者，用三棱针刺出血，然后点按1分钟。轻者，点揉半分钟，用梅花针刺血。

上廉

【主治】小便黄赤，肠鸣，胸痛，偏风，半身不遂，骨髓冷，手足不仁，脑风头痛。

【治则】清热止痛。

【治法】用三棱针刺出血。

曲池

【主治】手臂红肿，肘中痛，偏风，半身不遂，恶风邪气，喉痹，胸中烦满，臂肩疼痛，风痹，妇人经痛。

【治则】舒经活络，祛风清热。

【治法】用手指顺时针方向旋揉50次，用三棱针刺出血。

肩髃

【主治】中风手足不遂，偏风，风瘫，风痿，风病，半身不遂，肩中热，头不可回顾，肩臂疼痛无力，挛急。

【治则】泄热祛风。

【治法】重者，用三棱针刺放血通气。轻者，用梅花针刺肤红为度，放气活血。

迎香

【主治】偏风口歪，面痒浮肿，唇肿痛，眼暴赤肿。

【治则】祛风消肿通窍。

【治法】用细三棱针刺出血。

足阳明胃经

此经起于头维，终于厉兑。见图2-4。

脉起于鼻，交頞中，旁约太阳之脉，下循鼻外，上入齿中，还出挟口，环唇，下交承浆，却循颐后下廉，出大迎，循颊车，上耳前，过客主人，循发际，至额颅；其支者，从大迎前下人迎，循喉咙，入缺盆，下膈，属胃，络脾。其直行者，从缺盆下乳内廉，挟脐，入气冲中；其支者，起于胃下口，循腹里，下至气冲而合，以下髀关，抵伏兔，下入膝髌中，下循胫外廉，下足跗，入中趾内间；其支者，下廉3寸而别，以下入中趾外间；其支者，别跗上，入大趾间；出其端，以交太阴经。

此经多血多气，辰时（7—9时）气血注此。

头维

【主治】头痛，目痛，偏风，视物不明。

【治则】醒脑镇痛。

【治法】用手指推揉头维穴1分钟，用梅花针刺，不出血，叩刺5次。

四白

【主治】头痛目眩，目赤痛，僻泪不明，目痒，目翳，口眼歪斜。

【治则】清热散风。

【治法】用细三棱针点刺放血。

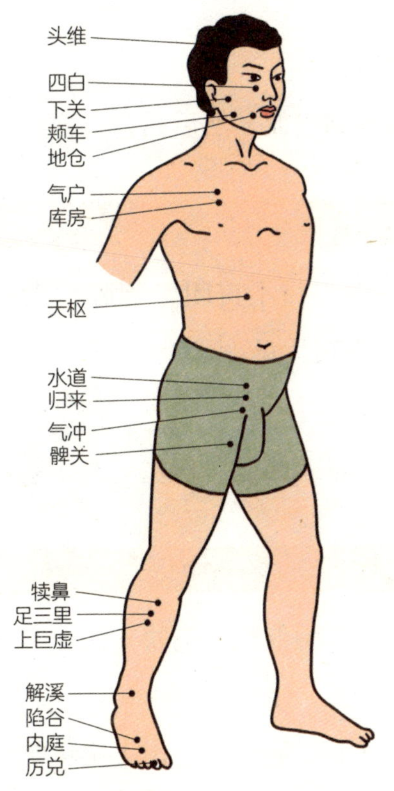

图2-4 足阳明胃经常用刺血经穴

下关

【主治】口眼歪斜，偏风，牙关脱臼，牙龈肿。

【治则】镇痛消肿。

【治法】患者张口闭口10次，同时用细三棱针放血。此穴不可深刺。

颊车

【主治】中风牙关不开，口眼歪斜，失声，牙关疼痛，颌颊肿，颈强。

【治则】通经活络。

【治法】细三棱针刺出血，然后指弹此穴10次。

地仓

【主治】偏风口歪，目不得闭，脚肿，失声不语，饮水不收，牙痛，瞳子痒，昏夜无见。

【治则】祛风止痛。

【治法】用三棱针点刺出血。病左治右，病右治左。

气户、库房

【主治】咳逆上气，胸背痛，胸胁支满，喘息唾脓血浊沫。

【治则】宣肺，降火，平喘。

【治法】用梅花针刺出微血，后用火罐拔吸1分钟。

足三里

【主治】胃中寒，心腹胀满，肠鸣，脏气虚损，真气不足，腹痛，大便不通，膝酸痛，目不明，产妇血晕。

【治则】调阴阳，补气血，健脾胃。

【治法】用三棱针刺出血，后点揉50次。

上巨虚

【主治】脏气不足，偏风脚气，腰腿手足不仁，风水膝肿，骨髓冷疼，大肠冷，食不化，两胁痛，伤寒胃中热。

【治则】通胃气，散寒邪。

【治法】用三棱针刺出血。

解溪

【主治】颜面浮肿，颜黑，厥气上冲，腹胀，膝浮肿，转筋，目眩头痛，癫疾，心烦悲泣，霍乱，头风面赤。

【治则】祛风镇痛。

【治法】用三棱针刺出血少量。

陷谷

【主治】面目浮肿，肠鸣腹痛，大热不退，胸胁支满。

【治则】清胃热，止腹痛。

【治法】用指掐揉此穴20次，然后用三棱针刺出血。

内庭

【主治】四肢厥逆，胸腹胀满，咽中引漏，头前额痛，鼻衄不止。

【治则】镇痛消胀和胃。

【治法】用三棱针刺出血。

厉兑

【主治】尸厥，心腹胀满，水肿，热病汗不出，喉痹，颈肿，膝髌肿痛。

【治则】泻热消肿。

【治法】用指从解溪穴下推至此穴10次，再用三棱针刺出血。

手太阴肺经

此经起穴中府，终穴少商。见图2-5。

脉起中焦，下络大肠，还循胃口，向上通过膈肌，入属肺。从肺系横出腋下，循臑内行少阴心主之前，下肘中，循臂内上骨下廉，入寸口、上鱼，循鱼际出大指端。其支者，从腕后列缺穴，直出次指内廉出其端，交手阳明经。

此经多气少血，寅时（3—5时）注此。

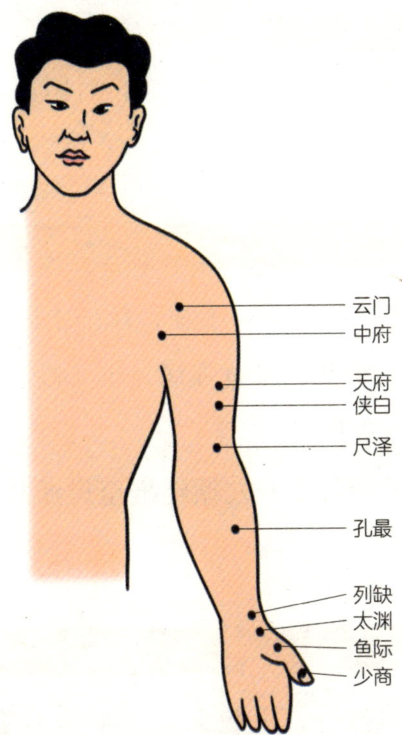

图2-5 手太阴肺经常用刺血经穴

中府、云门

【主治】伤寒四肢热不已，腹胀，四肢肿，喘气胸满，肩背痛，胁痛，咳逆上气，喉痹。

【治则】宣肺泄热镇痛。

【治法】用梅花针轻微点刺，然后用火罐拔吸2分钟，以皮肤微红为度。

天府、侠白

【主治】风痹，中风邪四肢不能举，心痛短气，烦满，喘息。

【治则】祛风活络。

【治法】用梅花针轻微弹刺见血，后用灸条从天府至侠白处灸3分钟。

尺泽

【主治】寒热风痹，手臂不举，汗出中风，四肢暴肿，心疼臂寒，短气心烦，劳热，腰背强痛，小儿慢惊风。

【治则】散热祛寒。

【治法】用手指从中府穴循经推至尺泽共5次，然后用三棱针放微血。

列缺

【主治】手腕扭伤，手腕无力，半身不遂，肩痹，四肢暴肿，牙痛，偏风口面歪斜，寒热证，胸背寒栗，掌中热。

【治则】通经络，散寒热。

【治法】用手指从孔最穴循经轻揉至列缺，然后用梅花针轻叩列缺，后用两指拿列缺出微血或肤红为度。

足太阴脾经

此经起于隐白，终于大包。见图2–6。

脉起大趾之端，循趾内侧白肉际，过核骨后，上内踝前廉，上踹内，循胫骨后，交出厥阴之前，上循膝股内前廉，入腹，属脾，络胃，上膈，挟咽，连舌本，散舌下。其支者，复从胃别上，通过膈肌，注入心中。

此经少血多气，巳时（9—11时）气血注此。

隐白

【主治】腹胀，足趾麻木，黄疸，暴泻，足寒不温，妇人月事过时不止，小儿慢惊风。

【治则】祛湿热，散寒邪。

【治法】用三棱针刺出血。

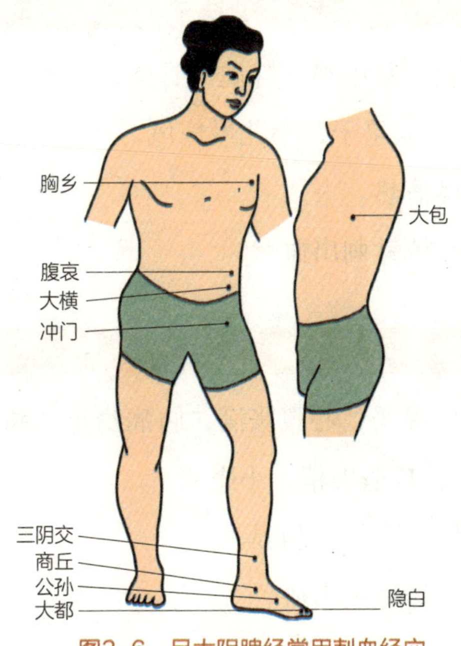

图2-6　足太阴脾经常用刺血经穴

大都

【主治】热病汗不出，身重骨疼，伤寒手足逆冷，腹满善呕，烦热闷乱，目眩，腰痛，胃病，腹胀胸满。

【治则】泻热止痛。

【治法】用三棱针刺出血。

公孙

【主治】头面肿起，烦心狂言，厥气上逆，肠中切痛。

【治则】消肿利气。

【治法】用三棱针刺出血。

商丘

【主治】腹胀，肠中鸣，脾虚，骨痹，气逆，痔疾，寒热吐呕，阴股内痛，妇人绝子，小儿慢惊风。

【治则】补虚清热。

【治法】用三棱针刺出血。

三阴交

【主治】脾胃虚弱，心腹胀满，胁痛身重，膝内廉痛，阴茎痛，疝气，遗溺，梦遗失精，小腹痛。

【治则】健脾，行气，利湿。

【治法】用三棱针刺出血。

手少阴心经

经穴起于极泉，终于少冲。见图2-7。

脉起心中，出属心系，下膈，络于小肠；其支者，从心系，上挟咽，系目；其直者，复从心系却上肺，出腋下，下循臑内后廉，行太阴心主之后，下肘内廉，循臂内后廉，抵掌后锐骨之端，入掌内后廉，循小指之内，出其端。

此经多气少血，午时（11—13时）气血注此。

极泉

【主治】臂肘厥寒，四肢不收，心痛干呕，烦渴，目黄，胁满痛，悲愁不乐。

【治则】醒神镇痛。

【治法】用指弹拨此穴20次，然后拿提此穴用三棱针点刺放血，不可深刺。

少海

【主治】寒热齲齿痛，目眩，癫，狂，痫，失眠，呕吐，项强，胁下痛，头痛，心疼，手颤，健忘。

【治则】散热止痛。

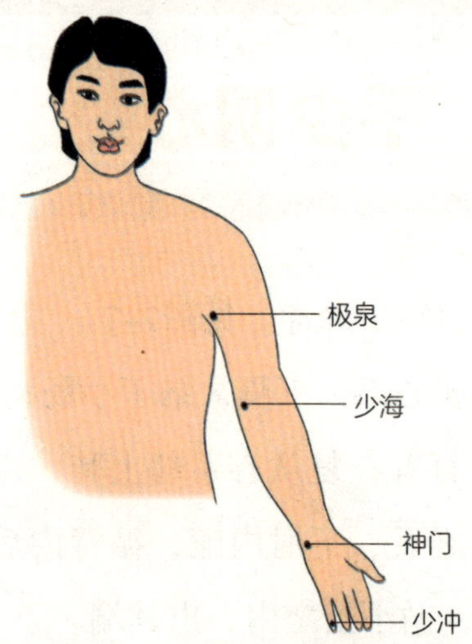

图2-7 手少阴心经常用刺血经穴

【治法】用梅花针刺，火罐拔吸1分钟，以肤红为度，以放气为主。

神门

【主治】心烦，心痛，惊悸，少气，臂寒，目黄，胁痛，呕血衄血，健忘。

【治则】宁心安神。

【治法】用三棱针刺出血。

少冲

【主治】热病烦满，目黄，臑臂内后廉痛，胸心痛，痰气惊恐，寒热，肘痛不伸。

【治则】泻热顺气。

【治法】用指从神门推至少冲5次，然后用三棱针点刺放血。

足少阴肾经

此经起于涌泉，终于俞府。见图2–8。

脉起小趾之下，斜趋足心，出然谷之下，循内踝之后，别入跟中，上腨内，出腘内廉，下股内后廉，贯脊，属肾，络膀胱；其直者，从肾上贯肝膈，入肺中，循喉咙，挟舌本；其支者，从肺出，络心，注胸中。

此经多气少血，酉时（17—19时）气血注此。

涌泉

【主治】尸厥，咳吐有血，善恐，舌干咽肿，心烦，心痛，黄疸，小腹急痛，腰痛，心中结热，风疹风痫，咳嗽身热，喉闭舌急失声，头痛目眩，妇人无子。

【治则】降热益气。

【治法】病重者，三棱针刺出血；病轻者，梅花针刺出血。

然谷

【主治】内肿，足跗肿，腹胀，咳唾血，喉痹，烦满，消

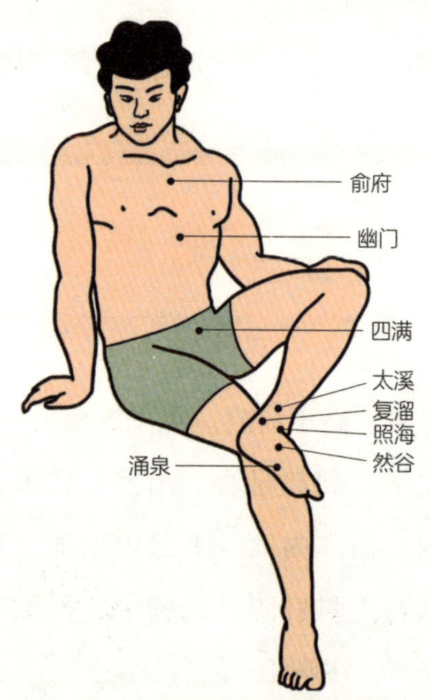

图2-8　足少阴肾经常用刺血经穴

渴，自汗，盗汗，痿厥，男子精泄，妇人无子，月事不调，阴痒，初生儿脐风口噤。

【治则】活血消肿。

【治法】用三棱针刺出血。

太溪

【主治】心痛，久疟咳逆，热病汗不出，咽肿唾血，咳嗽，腹胁痛。

【治则】镇痛止咳。

【治法】用三棱针刺出血。

照海

【主治】咽干，心悲不乐，四肢懈惰，呕吐嗜卧，小腹痛，妇女经逆，月水不调。

【治则】降逆止呕。

【治法】用三棱针刺出血。

手厥阴心包经

此经起于天池，终于中冲。见图2-9。

脉起胸中，出属心包，下膈，历络三焦；其支者，循胸出胁，下腋3寸，上抵腋下，下循臑内，行太阴、少阴之间，入肘中，下臂，行两筋之间，入掌中，循中指出其端；其支者，从掌中循小指次指出其端。

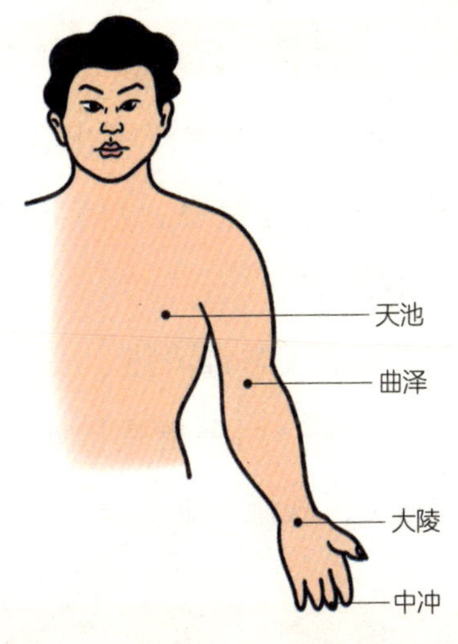

图2-9 手厥阴心包经常用刺血经穴

此经多血少气，戌时（19—21时）气血注此。

天池

【主治】胸膈烦满，热病汗不出，头痛，四肢不举，腋下肿，寒热痃疟，臂痛。

【治则】泄热除烦。

【治法】用梅花针刺出血，火罐拔吸1分钟，按揉此穴2分钟。

曲泽

【主治】心痛，善惊，身热，烦渴口干，逆气呕涎血，风疹，伤寒，逆气呕吐。

【治则】降逆镇惊。

【治法】用手指循经分推此穴5次，用细三棱针刺出血。

大陵

【主治】热病汗不出，手心热，肘臂挛痛，腋肿，心烦，心痛，喜悲泣惊恐，目赤目黄，小便如血，喉痹口干，身热头痛，胸胁痛。

【治则】解毒清热。

【治法】用手指按揉此穴1分钟，梅花针刺此穴，然后拿提此穴5次，肤微出血为度。

中冲

【主治】热病烦闷，汗不出，掌中热，身如火，心痛烦满，舌强。

【治则】泄热除烦。

【治法】用三棱针刺出血。

足厥阴肝经

此经起于大敦，终于期门。见图2-10。

脉起大趾聚毛之际，上循足跗上廉，去内踝1寸，上踝8寸交出太阴之后，上腘内廉，循股，入阴中，环阴器，抵小腹，挟胃，属肝，络胆，上贯膈，布胁肋，循喉咙之后，上入颃颡，连目系，上出额，与督脉会于巅；其支者，从目系下颊里，环唇内；其支者，复从肝，别贯膈，上注肺。

此经多血少气，丑时（1—3时）气血注此。

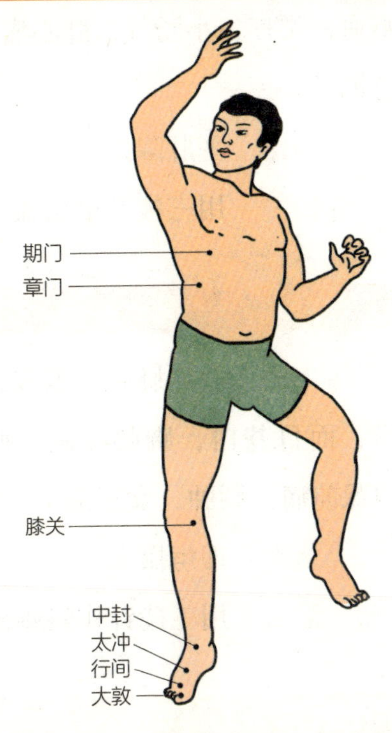

图2-10　足厥阴肝经常用刺血经穴

大敦

【主治】五淋，卒疝七疝，阴头中痛，汗出，腹脐中痛，小腹痛，尸厥，妇人血崩，阴中痛。

【治则】开窍通闭。

【治法】用三棱针刺出血。

行间

【主治】呕逆，喜怒，四肢满，转筋，胸胁痛，小腹肿，咳逆呕血，腰疼，小肠气，肝心痛，癫疾，中风，妇人小腹肿，小儿急惊风。

【治则】平肝降逆。

【治法】用三棱针刺出血。

太冲

【主治】心痛脉弦，瘟疫，肩肿，虚劳，浮肿，小腹痛，阴痛，面目苍白，胸胁支满，肝心痛，便血，呕血呕逆，跗肿，内踝前痛，唇肿，女子漏下。

【治则】理痨摄血。

【治法】用三棱针作斜刺出血。

中封

【主治】小腹肿痛，脐痛，足厥冷，寒证，腰中痛，身微热，痿厥失精，筋挛。

【治则】镇痛消肿。

【治法】用三棱针刺出血。

膝关

【主治】风痹，膝内廉痛引髌，不可屈伸，咽喉中痛，两膝软无力。

【治则】除风，活络，止痛。

【治法】用三棱针或梅花针点刺出血。

章门

【主治】肠鸣，胁痛，烦热口干，心痛而呕，吐逆，腰痛，脊冷痛，腹胀如鼓，善恐，少气厥逆，肩臂不举。

【治则】益气理中。

【治法】用梅花针刺出血，火罐拔吸1分钟，用手指梳胁肋10次。

期门

【主治】胸中烦热，霍乱泄利，胁下积气，心切痛，胸胁痛，血结胸满，面赤火燥，胸中痛，妇人产后余疾。

【治则】宽中利湿。

【治法】用火罐拔吸1分钟，肤微红，梅花针刺后拔吸出血，然后叠掌按揉20次。

手太阳小肠经

此经起于少泽，终于听宫。见图2-11。

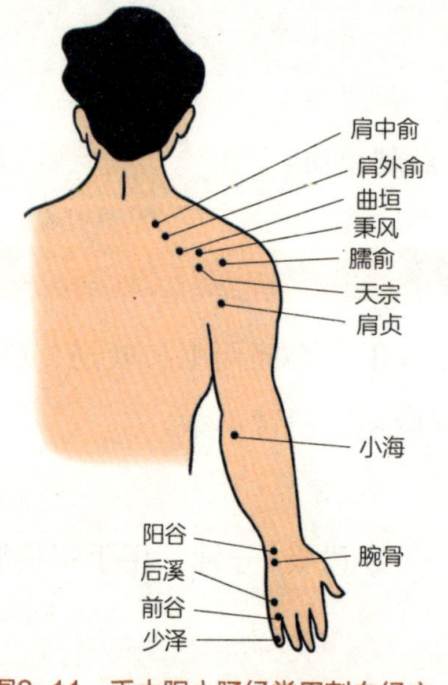

图2-11 手太阳小肠经常用刺血经穴

脉起小指之端，循手外侧上腕，出踝中直上，循臂骨下廉，出肘内侧两筋之间，上循臑外后廉，出肩解，绕肩胛，交肩上，入缺盆，络心，循咽下膈，抵胃，属小肠；其支者，从缺盆贯颈，上颊，至目锐眦，却入耳中；其支别者，别循颊上䪼，抵鼻，至目内眦。

此经多血少气，未时（13—15时）气血注此。

少泽

【主治】寒热汗不出，喉痹舌强，口干心烦，臂痛，咳嗽，颈项急不得回顾，头痛。

【治则】泻寒热，通经络。

【治法】用三棱针刺出血。

前谷

【主治】热病汗不出，癫疾，耳鸣，颈项肿，喉痹，鼻塞不利，咳嗽吐衄，臂痛不得举，妇人产后无乳。

【治则】泻热止痛。

【治法】用三棱针刺出血。

后溪、腕骨、阳谷

【主治】寒热，耳聋，胸满，项强，头痛，胁痛，目眩。

【治则】泻寒热，调虚实。

【治法】用手指按压揉三穴2分钟，用梅花针刺三穴成直线，两指循三穴拿提10次出微血为度。

小海

【主治】颈、肩、肘外后廉痛，寒热齿龈肿，风眩，疡肿振寒，肘腋肿痛，腹痛，痫发羊鸣，耳聋，目黄，颊肿。

【治则】消肿止痛。

【治法】用三棱针刺出血，不可深刺。

肩贞

【主治】伤寒寒热，耳鸣耳聋，缺盆肩中热痛，风痹，手足麻木不举。

【治则】降热散寒。

【治法】用三棱针刺出血，针刺由下向上斜刺。

臑俞

【主治】臂酸无力，肩痛引胛，寒热肿痛。

【治则】舒筋活络。

【治法】用火罐拔吸2分钟，梅花针刺后，火罐再拔吸1分钟，后用指点按50次。

天宗、秉风

【主治】肩臂酸疼，肘外后廉痛，颊颔肿，肩痛不能举。

【治则】活血镇痛。

【治法】用指推两穴20次，用梅花针循穴刺出血。

曲垣、肩外俞、肩中俞

【主治】肩痹热痛，气注肩胛，拘急痛闷，咳嗽，寒热，目视不明。

【治则】通经活络镇痛。

【治法】用火罐拔吸三穴2分钟使肤红，用梅花针刺，从曲垣至肩中俞，然后用火罐拔吸行走三穴1分钟（约行走火罐5次）。

足太阳膀胱经

此经起于睛明，终于至阴。见图2–12。

脉起目内眦，上额交巅上；其支者，从巅至耳上角；其直行者，从巅入络脑，还出别下项，循肩髆内，挟脊抵腰中，入

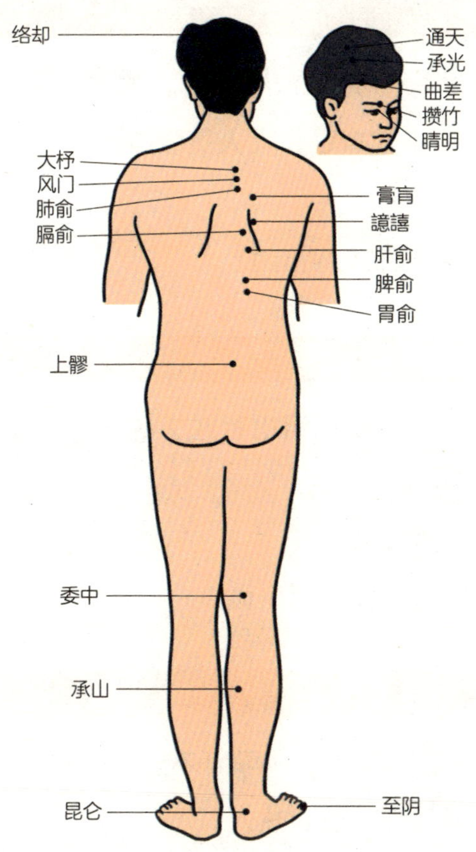

图2-12　足太阳膀胱经常用刺血经穴

循膂，络肾，属膀胱；其支者，从腰中下挟脊，贯臀，入腘中；其支者，从髆内左右别，下贯胛，挟脊内，过髀枢，循髀外后廉，下合腘中，以下贯腨内，出外踝之后，循京骨至小趾外侧端。

此经多血少气，申时（15—17时）气血注此。

睛明

【主治】远视不明，恶风泪出，憎寒头痛，目眩赤痛，眦痒，瞳子生障，小儿疳眼，大人气眼冷泪。

【治则】散风明目。

【治法】用细三棱针刺出血。

攒竹

【主治】视物不明，泪出目眩，瞳子痒，眼中赤痛，颊痛，面痛，尸厥，癫邪，风眩。

【治则】泻热散风。

【治法】用细三棱针刺出血。

曲差

【主治】鼻塞，鼻疮，心烦满汗不出，头顶痛，颈肿，身体烦热。

【治则】通经络，散寒热。

【治法】用细三棱针刺出血。

承光、通天、络却

【主治】风眩头痛，呕吐心烦，头重，头晕耳鸣，恍惚不休。

【治则】祛风热，镇痛。

【治法】用梅花针循经叩刺，然后循经推，按揉20次。

大杼

【主治】膝痛不可屈伸，伤寒汗不出，腰脊痛，胸中郁郁，热甚不已，头风振寒，项强，头昏眩，劳气咳嗽，身热目眩，腹痛，烦满里急，身不安。

【治则】散风热，安神志。

【治法】用指推揉大杼穴20次，后用三棱针刺出血。

风门

【主治】发背痈疽，身热，上气喘逆，咳逆胸背痛，风劳呕吐，伤寒头项强，胸中热，卧不安。

【治则】散热祛风。

【治法】用指从天柱来回推揉20次，后用梅花针刺出血。

肺俞

【主治】瘿气，黄疸，劳伤，口舌干，劳热上气，腰脊强痛，寒热喘满，虚烦，肺痿咳嗽，肉痛皮痒，呕吐，支满不嗜食，中风，百毒病，小儿龟背。

【治则】宣肺补虚。

【治法】火罐拔吸2分钟，用梅花针刺出微血，再火罐拔吸1分钟。

膈俞

【主治】心痛，周痹，吐食翻胃，骨蒸，四肢怠惰，嗜卧，咳逆，呕吐，膈胃寒痰，食饮不下，热病汗不出，食则心痛，身痛肿胀，胁腹满，自汗盗汗。

【治则】舒心宽胃。

【治法】用三棱针刺出血。

肝俞

【主治】多怒，黄疸，目眩，气短咳血，目上视，咳逆，口干，寒疝，筋寒，热痉筋急相引，转筋入腹，将死。

【治则】平肝气，除寒热。

【治法】用三棱针刺出血。

脾俞

【主治】腹胀，引胸背痛，多食身瘦，胁下满，泄利，痰疟寒热，水肿气胀引脊痛，黄疸，不嗜食。

【治则】补虚健脾。

【治法】用三棱针刺出血。

胃俞

【主治】霍乱，胃寒，腹胀而鸣，反胃呕吐，不嗜食，多食羸瘦，目不明，腹痛，胸胁支满，脊痛筋挛。

【治则】祛寒益胃。

【治法】用三棱针刺出血。

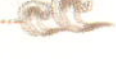

督脉

此脉起于胞中，出会阴，终于龈交。见图2-13。

脉起下极之腧，并于脊里，上至风府，入脑上巅，循额至鼻柱，终龈交，属阳脉之海。

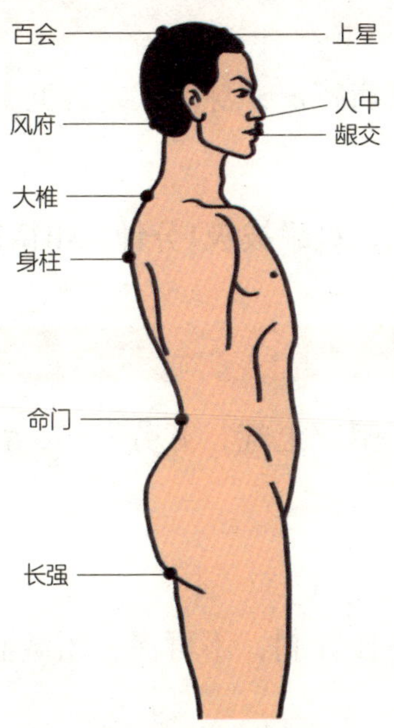

图2-13 督脉常用刺血经穴

长强

【主治】肠风下血，久痔瘘，腰脊痛，狂病，头重，小儿腹泻。

【治则】理痨摄血。

【治法】用细三棱针刺出血。

命门

【主治】头痛如破，身热如火，腰脊相引痛，骨蒸五脏热，小儿发痫，张口摇头，角弓反张。

【治则】泻热安神。

【治法】用梅花针刺，火罐拔吸1分钟，出微血。

身柱

【主治】腰脊痛，癫病狂走，身热，妄言见鬼，小儿惊痫。

【治则】清热宁神。

【治法】用梅花针刺，火罐拔吸1分钟，出微血。

大椎

【主治】肺胀胁满，呕吐上气，五劳七伤，背膊拘急，颈项强，风劳食气，骨热。

【治则】宣肺降火。

【治法】重者，用三棱针刺，不可深，出微血；轻者，梅花针刺，出血。

风府

【主治】中风，头痛，身重恶寒，项急不得回顾，偏风半身不遂，咽喉肿痛，目妄视，头中百病。

【治则】救逆回阳。

【治法】用细三棱针斜刺，出血。

百会

【主治】头风，中风，头痛，偏风半身不遂，心烦闷，惊悸健忘，心神恍惚，风痫，心风，脑重鼻塞，头痛目眩，食无味，百病。

【治则】泻风热，宁神志。

【治法】用细三棱针刺，出微血。

上星

【主治】面赤肿，头风，头皮肿，鼻塞头痛，热病汗不出，目眩，目睛痛，口鼻出血不止。

【治则】宣泄诸阳热气。

【治法】用细三棱针刺，出微血。

人中

【主治】昏厥，消渴，水气遍身肿，中风口噤，面肿唇动，瘟疫。

【治则】救逆回阳。

【治法】用细三棱针刺出血。

龈交

【主治】鼻中息肉，蚀疮，鼻痛，颈项强，牙痈肿痛、面赤心烦，小儿面疮癣。

【治则】解表，清热，消肿。

【治法】用细三棱针刺出血。

任脉

此经起于胞中，下出会阴，止于承浆。见图2–14。

脉起于中极之下，以上毛际，循腹里，上关元，至喉咙，属阴脉之海。以人之脉络，周流于诸阴之分，譬犹水也，而任脉则为之总会。故曰阴脉之海。

中极

【主治】冷热积聚，腹中热，脐下结块，阴囊水肿，阳气虚惫，妇人月事不调，血积成块，阴痒而热，阴痛，恍惚，尸厥。

【治则】调阴阳，泻寒热。

【治法】用梅花针刺后，火罐拔吸出血。

气海、阴交

【主治】伤寒，腹胀肿，脏虚气惫，闪着腰痛，气痛，腹坚痛，疝痛，腰膝拘挛，脐下热，鼻出血，妇人血崩，小儿遗尿。

【治则】行气镇痛。

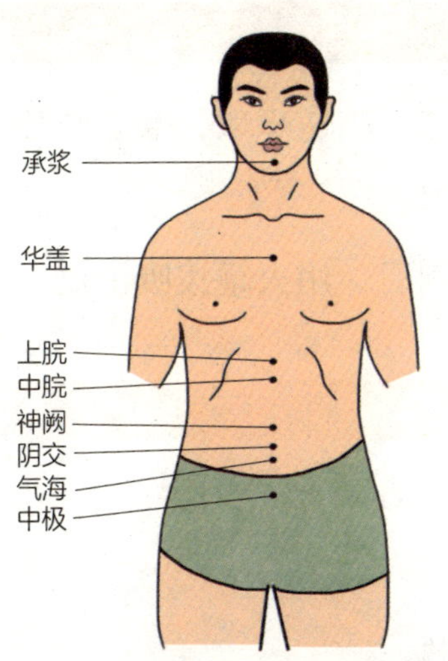

图2-14　任脉常用刺血经穴

【治法】用梅花针刺后，火罐拔吸出血。

神阙

【主治】中风不省人事，腹中虚冷，伤败脏腑，泄利不止，水肿鼓胀，肠鸣，腹痛，小儿脱肛，风痫，角弓反张。

【治则】固本培气。

【治法】用细三棱针在脐四周针刺四点出血。

中脘、上脘

【主治】腹暴胀，脾痛，饮食不进，翻胃，赤白痢，膨胀，霍乱，心痛，身寒，身热，虚劳吐血，风痫，热病。

【治则】补脾益气，健胃降逆。

【治法】火罐拔吸1分钟，梅花针刺二穴，用手拿提出微血。

华盖

【主治】喘急上气，咳逆哮嗽，喉痹咽肿，胸胁支满痛。

【治则】纳气平喘。

【治法】梅花针刺后，用火罐拔吸出血。

承浆

【主治】偏风，半身不遂，口眼歪斜，面肿消渴，口齿疳蚀生疮，暴喑不能言。

【治则】祛风散热。

【治法】用细三棱针刺出血。

卷三　急症应对

高热

高热一般指体温超过39℃，同时伴有头痛、恶寒等症状。此症常见于急性感染性疾病，如流行性感冒（简称流感）、流行性乙型脑炎（简称乙脑）、急性扁桃体炎等。中医称之为壮热、实热、灼热、身大热等。

治法

☆ **取穴：** 大椎、十宣。见图3-1。

☆ **定位：** 大椎——在背部后正中线上，第七颈椎棘突下凹陷中。

十宣——在手十指尖端，距指甲游离缘0.1寸，左右共10个穴位。

☆ **操作方法：** 穴位常规消毒后，取三棱针速刺大椎3～5下，再用闪火法扣拔火罐，留罐10分钟，令出血5毫升；十宣点刺放血，出血8～10滴。

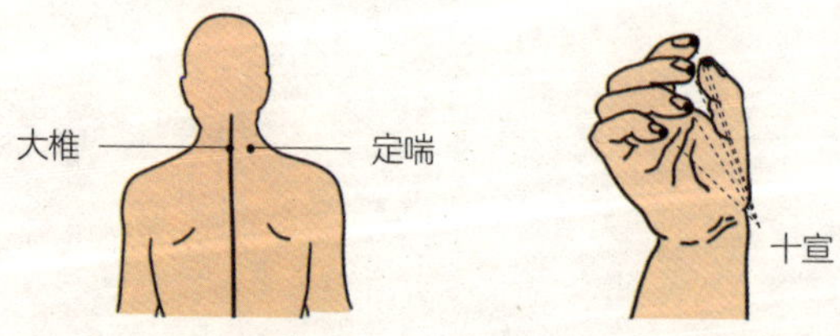

图3-1

昏迷、休克

导致昏迷的病因比较多，如脑疾病、中毒等，严重时，患者对各种强刺激均无反应，意识完全丧失。引起休克的原因也很多，临床表现为面色苍白、出冷汗、四肢发冷、唇绀、血压下降、脉细无力、意识障碍等。

治法

☆ **取穴：** 水沟、百会、十宣。

☆ **定位：** 水沟——在人中沟的上1/3与中1/3交界处。见图3-2。

百会——后发际正中直上7寸。见图3-2。

十宣——在手十指尖端，距指甲游离缘0.1寸，左右共10个穴位。见图3-1。

☆ **操作方法：** 穴位常规消毒后，取三棱针点刺百会、水沟、十宣，各出血4～6滴。

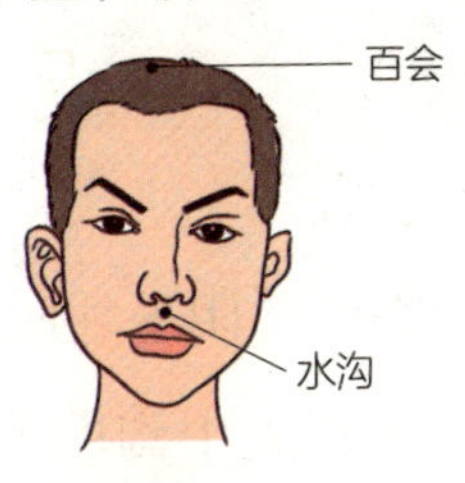

图3-2

中暑

中暑一般是夏季常见的疾病，因外界高热，人体内脏阴气虚脱而造成。凡遇中暑者，应迅速将患者扶（或抬）至阴凉通风处，仰卧休息，解开衣扣、腰带，擦干汗水，用风扇驱热，并喝一些淡盐水或冷饮。如果中暑严重，患者出现头痛、头晕、恶心、呕吐等症状，可采用针刺点刺疗法。

阳暑：头昏头痛，心烦胸闷，口渴多饮，全身疲软，汗多，发热，面红。舌红，苔黄，脉浮数。

阴暑：精神衰惫，肢体困倦，头昏嗜睡，胸闷不畅，多汗肢冷，微有畏寒，恶心欲吐，渴不欲饮。舌淡，苔薄腻，脉濡细。

暑厥：昏倒不省人事，手足痉挛，高热无汗，体若燔炭，烦躁不安，胸闷气促，或小便失禁。舌红，苔躁无津，脉细促。

暑风：高热神昏，手足抽搐，角弓反张，牙关紧闭，皮肤干燥，唇甲青紫。舌红绛，脉细弦紧或脉伏欲绝。

治法

☆ **取穴：**水沟、十宣。

☆ **配穴：**阳暑加委中；阴暑加阴陵泉。见图3-3。

☆ **定位：**水沟——在人中沟的上1/3与中1/3交界处。见图

3–2。

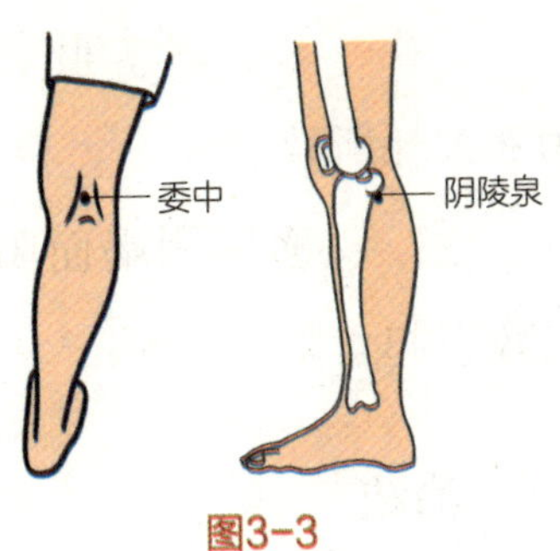

图3–3

十宣——在手十指尖端，距指甲游离缘0.1寸，左右共10个穴位。见图3–1。

委中——在腘横纹中点，当肱二头肌肌腱与半腱肌肌腱的中间。见图3–3。

阴陵泉——在小腿内侧，当胫骨内侧髁下方凹陷处。见图3–3。

☆ **操作方法：** 局部常规消毒后，用三棱针迅速点刺，使每穴出血3～5滴。每日可进行2次，中病即止。

虚脱

虚脱是以面色苍白、虚汗淋漓、头昏眼花、肢冷汗出、二便失禁、神情淡漠或烦躁，甚则不省人事、脉微欲绝等为特征的内科急症。虚脱可由多种原因引起，发病突然，病情复杂，或是大量失血，大汗大吐大泻；或因六淫邪毒，情志内伤，药物过敏或中毒，久病虚衰等严重损伤气血津液，致脏腑气血失调，阴阳之气不相顺接，甚至阴阳衰竭，出现亡阴亡阳之危候。

亡阴：多由汗、吐、下后津液耗伤过度，或呕血、便血、阴液大耗所致。

亡阳：多因阴竭而阳随亦亡，血脱精亡则气亦失其依附，以致引起亡阳。

治法

☆ **取穴：**中冲。

☆ **配穴：**亡阴加涌泉，亡阳加足三里。

☆ **定位：**中冲——中指尖端末端中央。见图3–4。

涌泉——在足底部，卷足时足前部凹陷处，约当足底2、3趾缝纹头端与足跟连线的前1/3与后2/3交点上。见图3–4。

足三里——在小腿前外侧，当犊鼻下3寸，距胫骨前缘一横指（中指）。见图3–4。

☆ **操作方法：**穴位常规消毒后，取三棱针，急点刺所取腧穴，挤出血液4～6滴。

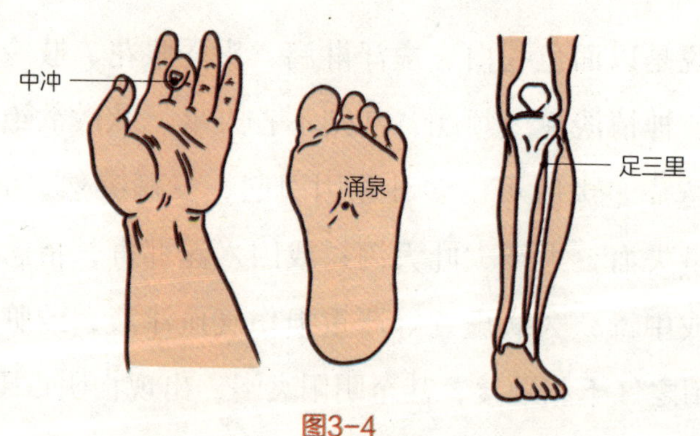

图3–4

卷四　内科疾病

感冒

感冒俗称伤风，多因正气不足，身感风寒或风热等邪气所致。邪气侵袭机体，多以表皮或口鼻而入，使胃气失宣或肺气不利，出现邪气束表或邪气犯肺等症状。寒则放气拔罐，热则血络点刺。

风寒感冒：以恶寒重、发热轻、头痛、无汗、流清涕、痰稀白、口不渴、舌苔薄白为主要症状。

风热感冒：以恶寒轻、发热重、头痛、有汗、流浊涕、痰黄稠、口渴、舌苔薄黄为主要症状。

暑湿感冒：多发于夏季，感受当令之暑邪，暑多夹湿，暑湿并重，以发热、汗出热不解、鼻塞、流浊涕、头昏、头痛、头胀、身重倦怠、心烦口渴、胸闷欲呕、尿短赤、舌苔黄腻为主要症状。

治法一

☆ **适应证：**风寒感冒。

☆ **取穴：**大椎。

☆ **定位：**大椎——在背部后正中线上，第七颈椎棘突下凹陷中。见图3–1。

☆ **操作方法：**用点刺放血加拔火罐法。穴位常规消毒后，用三棱针在所选穴位局部点刺2～3下，使之出血，并于上述部位拔火罐，留罐10分钟，以微出血为度。每日或隔日1次，中病即止。

治法二

☆ **适应证：** 风热感冒。

☆ **取穴：** 大椎、十宣。

☆ **定位：** 大椎——在背部后正中线上，第七颈椎棘突下凹陷中。见图3–1。

十宣——在手十指尖端，距指甲游离缘0.1寸，左右共10个穴位。见图3–1。

☆ **操作方法：** 用点刺放血法。穴位常规消毒后，用三棱针在大椎及十宣穴上点刺，并用手指挤压十宣穴使之出血适量。每日或隔日1次，中病即止。

治法三

☆ **适应证：** 暑湿感冒。

☆ **取穴：** 肺俞、尺泽、阴陵泉。

☆ **定位：** 肺俞——在背部，第三胸椎棘突下旁开1.5寸。见图1–13。

尺泽——在肘横纹中，肱二头肌肌腱桡侧凹陷处。见图4–1。

阴陵泉——在小腿内侧，当胫骨

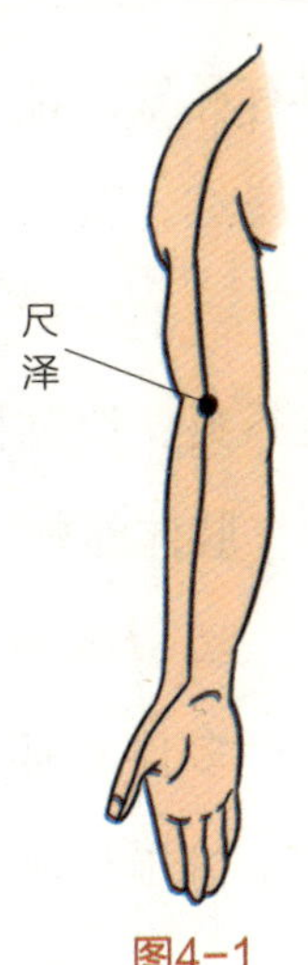

图4–1

内侧髁后下方凹陷处。见图3–3。

☆ **操作方法：**用点刺放血法。穴位常规消毒后，用三棱针在所选穴位和穴位附近血络点刺2～3下，使之出血5～10毫升。针后在肺俞穴上拔罐10分钟。每日或隔日1次，中病即止。

咳嗽

咳嗽为肺脏的常见病症，其致病原因有两方面：一为外感风寒或风热之邪，从口鼻及皮毛而入，致肺气壅遏不宣，清肃之令失常；二为其他脏腑有病影响及肺，或七情所伤郁久化火，肺中燥热或脾虚生痰，上塞于肺而成。虚则用药，实则刺血放气。

风寒咳嗽：咳嗽声音较重，咽痒，咳痰较稀薄，色白，多兼有鼻塞，流清涕，头痛，肢体酸痛，怕冷，或见发热，无汗。舌淡红，苔薄白，脉浮或浮紧。

风热咳嗽：咳嗽频繁、剧烈，气粗或咳声沙哑，喉燥咽痛，咳痰不爽，痰黏稠或稠黄；多兼有咳时出汗，鼻流黄涕，口渴，头痛，肢体酸软，怕风，身体发热。舌红，苔薄黄，脉浮数或浮滑。

风燥咳嗽：干咳，连声作呛，无痰或有少量黏痰，不易咳出；多伴有喉咙发痒，唇鼻干燥，咳甚则胸痛，或痰中带有血丝，口干，咽干而痛，或鼻塞，头痛，微寒，身热。舌红干而少津，苔薄白或薄黄而干，脉浮数。

治法一

☆ **适应证：** 风寒咳嗽。

☆ **取穴：** 大椎、尺泽、鱼际、经渠。

☆ **定位：** 大椎——在背部后正中线上，第七颈椎棘突下凹陷中。见图3-1。

尺泽——在肘横纹中，肱二头肌肌腱桡侧凹陷处。见图4-2。

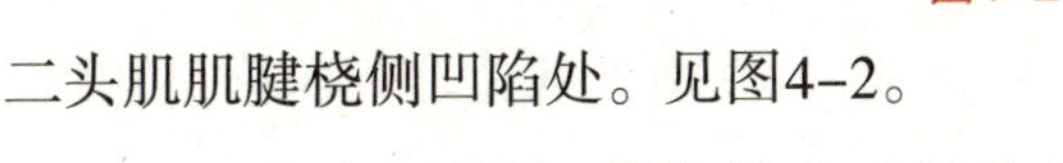

图4-2

鱼际——在大拇指第1掌指并节后凹陷处，约当第1掌骨中点桡侧，赤白肉际处。见图4-2。

经渠——在前臂面桡侧，桡骨茎突与桡动脉之间凹陷处，腕横纹上1寸。见图4-2。

☆ **操作方法：** 用点刺放血法。穴位常规消毒后，用三棱针在所选穴位和穴位附近血络点刺2～3下，使之出血5～10毫升。针后于大椎穴上拔火罐，留罐10分钟。每日或隔日1次，中病即止。

治法二

☆ **适应证：** 风热咳嗽。

☆ **取穴：** 大椎、肺俞、天突。

☆ **定位：** 大椎——在背部后正中线上，第七颈椎棘突下凹陷中。见图3–1。

肺俞——在背部，第三胸椎棘突下旁开1.5寸。见图1–13。

天突——仰靠坐位。在颈部，当前正中线上，胸骨上窝中央。见图4–3。

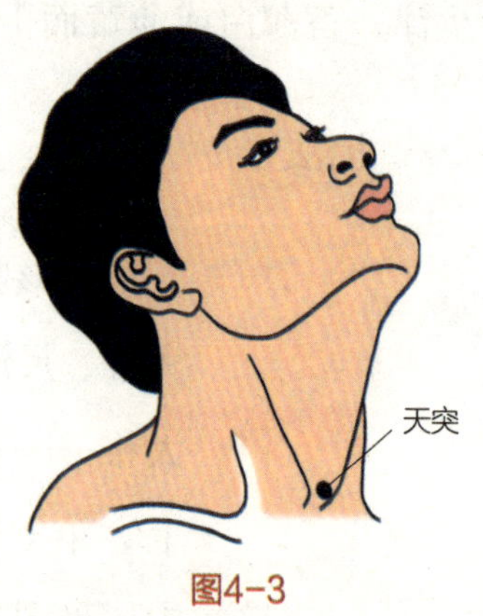

图4–3

☆ **操作方法：** 用点刺放血法。穴位常规消毒后，用三棱针在所选穴位和穴位附近血络点刺2～3下，使之出血适量。针后于大椎、肺俞穴上拔罐10分钟。每日或隔日1次，中病即止。

治法三

☆ **适应证：** 风燥咳嗽。

☆ **取穴：** 肺俞、尺泽。

☆ **定位：** 肺俞——在背部，第三胸椎棘突下旁开1.5寸。见图1–13。

尺泽——在肘横纹中，肱二头肌肌腱桡侧凹陷处。见图4–2。

☆ **操作方法：** 用点刺放血法。穴位常规消毒后，用三棱针在所选穴位和穴位附近血络点刺2～3下，使之出血适量。针后于肺俞穴上拔罐10分钟。

每日或隔日1次，中病即止。

哮喘

哮喘是以发作性喉间哮鸣、呼吸困难，甚则喘息不能平卧为特点的过敏性疾病。哮为喉中哮鸣，喘为呼吸困难，两者在临床上常并发。

此证可分虚实两类。虚证，主要指肺、肾，由于肺气虚，气无所主，则肃降失权。肾气虚，下元不固，则气失摄纳。实证，多由外感风寒或风热之邪，邪气犯肺，则宣降失职。或因饮食不节，脾失健运，积湿生痰，痰浊犯肺而成。虚则补气，实则刺血。

寒哮： 喉中哮鸣有声，胸膈满闷如塞，咳痰稀白，或有恶寒发热，身痛。舌质淡，苔白滑，脉浮紧。

热哮： 喉中哮鸣如吼，气粗息涌，胸膈烦闷，呛咳阵作，痰黄黏调，面红，伴有发热，心烦口渴。舌质红，苔黄腻，脉滑数。

虚哮： 反复发作，甚者持续哮喘，咯痰无力，声低气短，动则尤甚，唇爪甲发绀。舌质紫暗，脉弱。

治法一

☆ **适应证：** 寒哮。

☆ **取穴：** 风门、肺俞、定喘。

☆ **定位：** 风门——在背部，第二胸椎棘突下旁开1.5寸。见图1–13。

肺俞——在背部，第三胸椎棘突下旁开1.5寸。见图1–13。

定喘——在背部，第七颈椎棘突下旁开0.5寸。见图3–1。

☆ **操作方法：** 用点刺放血法。穴位常规消毒后，用三棱针在所选穴位和穴位附近血络点刺2～3下，使之出血5～10毫升。针后于上述穴位上拔火罐，留罐10分钟。每日或隔日1次，中病即止。

治法二

☆ **适应证：** 热哮。

☆ **取穴：** 大椎、肺俞、定喘、膈俞、丰隆。

☆ **定位：** 大椎——在背部后正中线上，第七颈椎棘突下凹陷中。见图3–1。

肺俞——在背部，第三胸椎棘突下旁开1.5寸。见图1–13。

定喘——在背部，第七颈椎棘突下旁开0.5寸。见图3–1。

膈俞——在背部，当第七胸椎棘突下旁开1.5寸。见图1–13。

丰隆——在小腿前外侧，当外踝尖上8寸，距胫骨前缘二横指（中指）。见图4-4。

☆ **操作方法：** 用点刺放血法。穴位常规消毒后，用三棱针在所选穴位和穴位附近血络点刺2～3下，使之出血5～10毫升。针后于上述穴位上拔火罐，留罐10分钟。每日或隔日1次，中病即止。

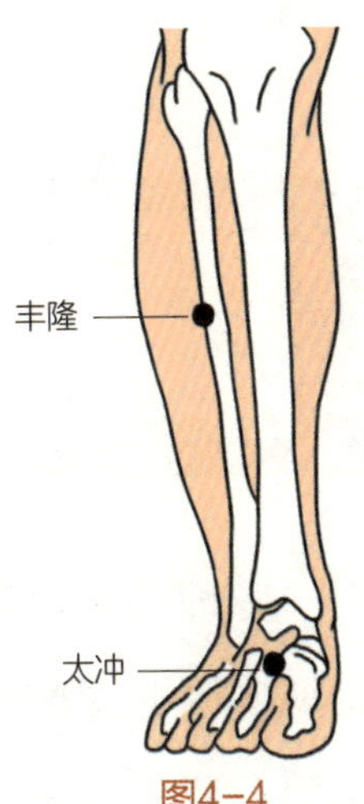

图4-4

治法三

☆ **适应证：** 虚哮。

☆ **取穴：** 肺俞、定喘、膈俞、足三里。

☆ **定位：** 肺俞——在背部，第三胸椎棘突下旁开1.5寸。见图1-13。

定喘——在背部，第七颈椎棘突下旁开0.5寸。见图3-1。

膈俞——在背部，当第七胸椎棘突下旁开1.5寸。见图1-13。

足三里——在小腿前外侧，当犊鼻下3寸，距胫骨前缘一横指（中指）。见图3-4。

☆ **操作方法：** 用点刺放血法。穴位常规消毒后，用三棱针在所选穴位和穴位附近血络点刺2～3下，使之出血5～10毫升。针后于背部腧穴上拔火罐，留罐10分钟，并于足三里穴上艾灸15分钟。每日或隔日1次，中病即止。

眩晕

眩即眼花，晕是头晕，两者常并见，所以被称为“眩晕”。此证多因肝肾阴虚，肝阳土亢；或脾失健运，内生痰湿，阻遏清阳；或先天不足，劳伤过度，导致肾精亏损，精不生髓，脑府失充，或久病耗伤血气，或脾胃虚弱，导致气血两亏，气血不能上荣脑府等形成。虚则补气养血，实则泻血放气。

气血亏虚：动则加剧，遇劳累则发作，伴有神疲懒言，四肢乏力，自汗出，面无光泽，色较苍白，唇甲淡白，时有心跳快，眠差。舌淡，苔薄白，脉细弱。

痰浊阻滞：自觉头重，胸闷，时有恶心感，胸腹部闷满不适，精神疲倦。舌淡，苔白腻，脉弦滑。

治法一

☆ **适应证：**气血亏虚。

☆ **取穴：**印堂、大椎、太冲、太溪、膈俞、肝俞、肾俞、脾俞。

☆ **定位：** 印堂——在前额部，当两眉头间连线与前正中线之交点处。见图4–5。

大椎——在背部后正中线上，第七颈椎棘突下凹陷中。见图3–1。

太冲——在足背侧，当第一跖骨间隙的后方凹陷处。见图4–5。

太溪——在足内侧，内踝后方，当内踝尖与跟腱之间的凹陷处。见图4–5。

膈俞——在背部，当第七胸椎棘突下旁开1.5寸。见图1–13。

肝俞——在背部，当第九胸椎棘突下旁开1.5寸。见图1–13。

肾俞——在背部，当第二腰椎棘突下旁开1.5寸。见图1–13。

脾俞——在背部，当第十一胸椎棘突下旁开1.5寸。见图1–13。

☆ **操作方法：** 用点刺放血法。穴位常规消毒后，用三棱针在印堂、大椎穴点刺出血，出血即止；在太

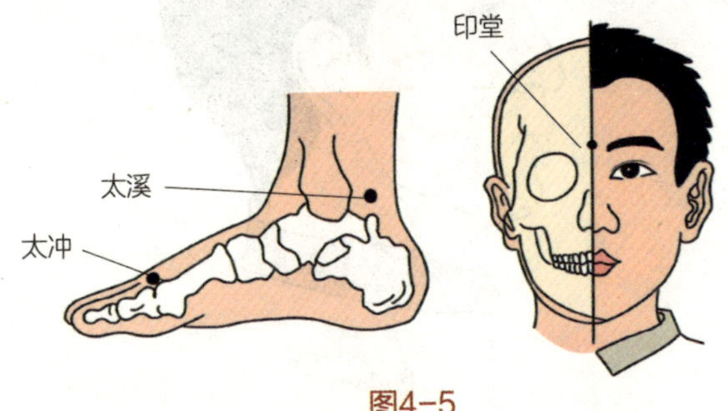

图4–5

冲、太溪穴点刺出血，挤出血液2～3滴；在膈俞、肝俞、肾俞、脾俞穴及附近血络点刺，使之出血5～10毫升。针后于上述穴位上拔火罐，留罐10分钟。每日或隔日1次，中病即止。

治法二

☆ **适应证：** 痰浊阻滞。

☆ **取穴：** 头维、脾俞、肝俞、膈俞、丰隆。

☆ **定位：** 头维——在头侧部，在额角发际上0.5寸，头正中线旁4.5寸。见图4–6。

脾俞——在背部，当第十一胸椎棘突下旁开1.5寸。见图1–13。

肝俞——在背部，当第九胸椎棘突下旁开1.5寸。见图1–13。

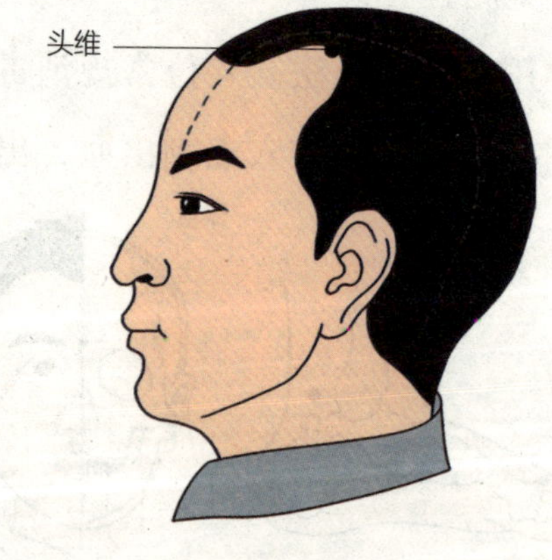

图4–6

膈俞——在背部，当第七胸椎棘突下旁开1.5寸。见图1-13。

丰隆——在小腿前外侧，当外踝尖上8寸，距胫骨前缘二横指（中指）。见图4-4。

☆ **操作方法：**用点刺放血法。穴位常规消毒后，用三棱针在所选穴位和穴位附近血络点刺2~3下，使之出血适量，并于脾俞、肝俞、膈俞、丰隆穴位上拔火罐10分钟。隔日1次，中病即止。

头痛

头痛是一种自觉症状，多在前额、巅顶、一侧颞额，或呈全头痛而辗转发作。头痛每次发作的时间可持续数分钟、数小时、数天，甚至数周。引起头痛的原因较复杂，必须辨清头痛的发病原因再对症治疗。切记：颅内占位性病变或颅外伤所致头痛，不宜用刺血治疗。

风寒头痛：表现为全头痛，痛势较剧烈，痛连项背，常喜裹头，恶风寒，口淡不渴。舌淡红，苔薄白，脉浮紧。

风热头痛：头痛而胀，甚则疼痛如裂，伴有发热恶风，面红赤，口渴喜饮，大便秘结，小便黄赤。舌红，苔黄，脉浮数。

治法一

☆ **适应证：** 风寒头痛。

☆ **取穴：** 百会、太阳、印堂、少商、风池。见图4-7。

☆ **定位：** 百会——在头部，当前发际正中直上5寸，或两耳尖连线的中点处。

太阳——在颞部，当眉梢与目外眦之间，向后约一横指的凹陷处。

印堂——在前额部，当两眉头间连线与前正中线之交点处。

少商——在手拇指末节桡侧，距指甲角约0.1寸（指寸）处。

风池——在项部，当枕骨之下，与风府相平，胸锁乳突肌与斜方肌上端之间的凹陷处。

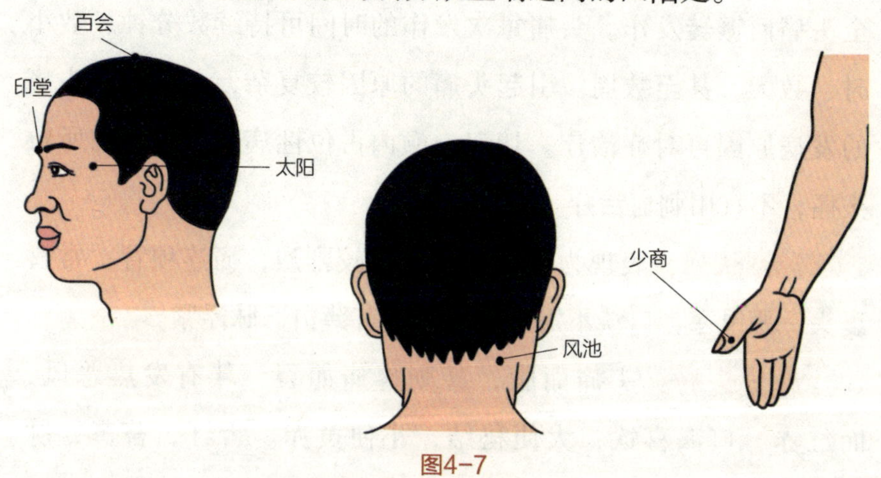

图4-7

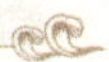

☆ **操作方法：**用点刺放血法。穴位常规消毒后，用三棱针在上述部位点刺放血少许。每日1次，中病即止。

治法二

☆ **适应证：**风热头痛。

☆ **取穴：**太阳（双）、耳尖（双）。

☆ **定位：**太阳——在颞部，当眉梢与目外眦之间，向后约一横指的凹陷处。见图4–7。

耳尖——在耳郭的上方，当折耳向前，耳郭上方的尖端处。

☆ **操作方法：**用点刺放血法。穴位常规消毒后，用三棱针在所选穴位（先左后右）点刺放血，或用手指挤压出血，令每个穴位出血2～3滴。隔日一次，5次为1个疗程。

腹痛

腹痛是以胃以下、耻骨毛际以上部位发生疼痛为主要表现的一种病证。腹痛虽是一种症状，但发作时与多种脏腑的疾病有关，如肝、胆、脾、胃、大小肠、子宫等。导致腹痛的原因有很多，比如外感风寒，邪入腹中；或暴饮暴食，脾胃运化无权；或过食生冷，进食不洁；或脾胃阳气虚弱，气血产生不足，经脉脏腑失其温养。

湿热壅滞：腹部胀痛，拒按，大便秘结，或泄后不爽，伴有胸闷不舒，烦渴引饮，身热自汗，小便短赤。舌红，苔黄燥或黄腻，脉滑数。

虚寒腹痛：腹痛绵绵，时作时止，喜热恶冷，痛时喜按，饥饿时、劳累后加重，得食、休息后减轻，精神疲倦，四肢乏力、发冷，气短，不想说话，怕冷，食欲差，面色无华，大便质稀薄。舌淡，苔薄白，脉沉细。

肝气郁滞：脘腹疼痛，胀满不舒，两胁下胀痛，常痛引腹部两侧，时好时差，嗳气或矢气后则自觉舒服，遇忧思恼怒则疼痛加剧。舌边红，苔薄白或微黄，脉弦。

治法一

☆ **适应证：**湿热壅滞。

☆ **取穴：**曲泽、委中、足三里（均取双侧）。

☆ **定位：**曲泽——在肘横纹中，当肱二头肌肌腱的尺侧缘，肘窝的肘横纹上。见图2–9。

委中——在腘横纹中点，当肱二头肌肌腱与半腱肌肌腱的中间。见图3–3。

足三里——在小腿前外侧，当犊鼻下3寸，距胫骨前缘一横指（中指）。见图3–4。

☆ **操作方法：** 用点刺放血法。穴位常规消毒后，用三棱针在上述部位或者穴位附近血络点刺放血数滴。多一次见效，中病即止。

治法二

☆ **适应证：** 虚寒腹痛。

☆ **取穴：** 关元、中脘、足三里。

☆ **定位：** 关元——在下腹部，前正中线上，当脐下3寸。见图4-8。

中脘——在上腹部，前正中线上，当脐上4寸。见图4-8。

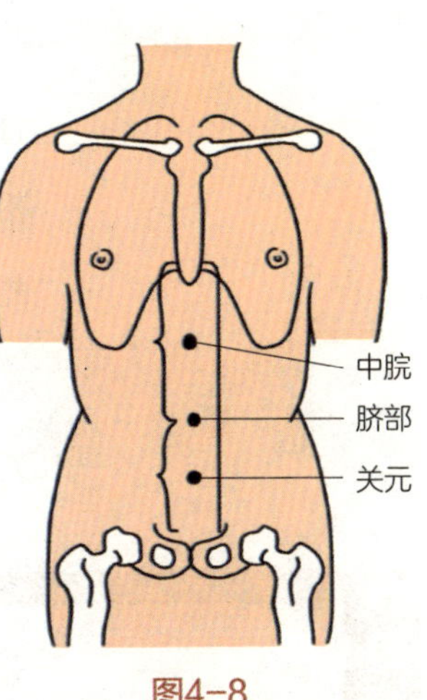

图4-8

足三里——在小腿前外侧，当犊鼻下3寸，距胫骨前缘一横指（中指）。见图3-4。

☆ **操作方法：** 用散刺放血法。穴位常规消毒后，用梅花针在上述部位作散刺叩打至微出血为度，再于上述穴位上用艾条各悬灸10分钟。每日1次，中病即止。

治法三

☆ **适应证：** 肝气郁滞。

☆ **取穴：** 压痛点、行间、太冲。

☆ **定位:** 行间——在足背部，当第一、第二趾间，趾蹼缘的后方赤白肉际处。见图4–9。

太冲——在足背侧，当第一跖骨间隙的后方凹陷处。见图4–5。

☆ **操作方法:** 用点刺放血法。穴位常规消毒后，用三棱针在上述部位点刺放血少许。痛甚者，针后在压痛点处拔火罐，留罐10分钟。每日1次，中病即止。

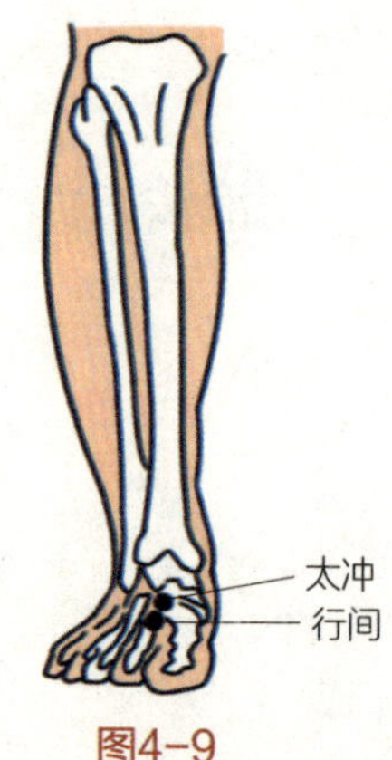

图4–9

胁痛

肝脉布于两胁，七情郁结，肝气失其条达，络脉受阻，经气运行不畅，故发病多胁痛；亦有因经血亏损，血少不能濡养肝络；或因闪挫络脉停瘀等，均可导致胁痛。虚则用药配合，实则泻血补气。

肝气郁结: 胁肋胀痛、走窜不定、疼痛每因情志喜怒而增减。苔薄，脉弦为主要症状。

瘀血阻络: 胁肋刺痛，痛有定处而拒按，入夜尤甚。舌质紫暗，脉沉涩为主要症状。

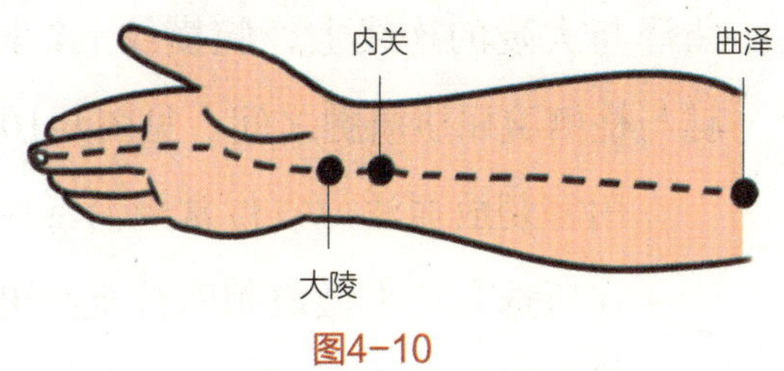

图4-10

治法一

☆ **适应证：** 肝气郁结。

☆ **取穴：** 内关、压痛点。

☆ **定位：** 内关——在前臂掌侧，当曲泽与大陵的连线上，腕横纹上2寸，掌长肌肌腱与桡侧腕屈肌肌腱之间。见图4-10。

☆ **操作方法：** 用散刺放血法。穴位常规消毒后，用梅花针在所选穴位上做散刺叩打至微出血为度，针后在压痛点处拔火罐。每日1次，中病即止。

治法二

☆ **适应证：** 瘀血阻络。

☆ **取穴：** 压痛点、血海、内关。

☆ **定位：** 血海——在大腿内侧，髌底内侧端上2寸，当股四头肌内侧头的隆起处。见图4-11。

内关——在前臂掌侧，当

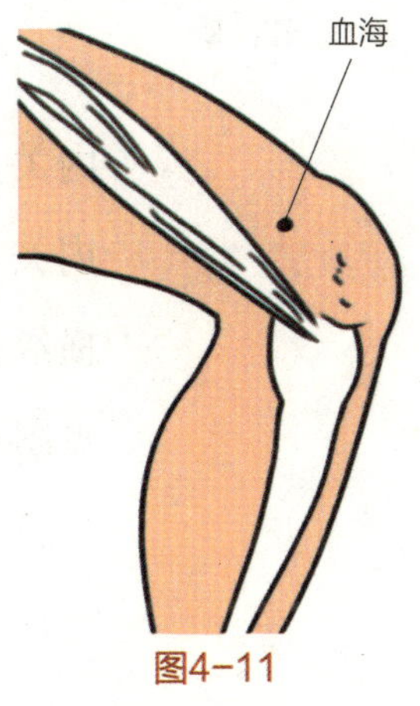

图4-11

曲泽与大陵的连线上，腕横纹上2寸，掌长肌肌腱与桡侧腕屈肌肌腱之间。见图4–10。

☆ **操作方法：** 用密刺放血法。穴位常规消毒后，用梅花针在所选穴位上做散刺叩打至微出血为度，针后在压痛点处拔火罐。每日1次，中病即止。

心悸

心悸是中医病证名，是因外感或内伤，致气血阴阳亏虚，心失所养；或痰饮瘀血阻滞，心脉不畅，引起以心中急剧跳动、惊慌不安，甚则不能自主为主要临床表现的一种心脏常见病证。本病临床多为阵发性，有时也有呈持续性者，并伴有胸痛、胸闷、喘息、吸气不够、头晕和失眠等症状。

治法

☆ **取穴：** 内关、心俞、肝俞、胆俞。

☆ **定位：** 内关——在前臂掌侧，当曲泽与大陵的连线上，腕横纹上2寸，掌长肌肌腱与桡侧腕屈肌肌腱之间。见图4–10。

心俞——在背部，第五胸椎棘突下旁开1.5寸。见图1–13。

肝俞——在背部，第九胸椎棘突下旁开1.5寸处。见图1–13。

胆俞——在背部，第十胸椎棘突下旁开1.5寸处。见图1–13。

☆ **操作方法：**用点刺放血法。穴位常规消毒后，用三棱针在上述部位点刺放血少许，然后拔罐10分钟。起罐后，再用艾条各悬灸10分钟。隔日1次，5次为1个疗程。

癫痫

癫痫俗称“羊角风”或“羊癫风”，是导致短暂的大脑功能障碍的一种慢性疾病。表现为突然发作，倒地后昏迷不醒，口吐白沫，全身抽搐，自行缓解，醒后意识正常。此病可反复发作，可能与遗传有关，有家族史者居多。

治法

☆ **取穴：**大椎。

☆ **定位：**大椎——在背部后正中线上，第七颈椎棘突下凹陷中。见图3–1。

☆ **操作方法：**用点刺放血法。常规消毒后，取三棱针在该穴点刺，放血4～6滴，每日治疗1次。

便秘

便秘是指大便次数减少，排便间隔时间过长，粪质干结，排便艰难；或粪质不硬，虽有便意，但便出不畅，多伴腹部不适的病证。引起病变的原因有久坐少动、食物过于精细、缺少纤维素等使大肠蠕动缓慢，水分被吸收过多，粪便干结坚硬，滞留肠腔，排出困难。还有因年老体弱，津液不足；或贪食辛辣厚味，胃肠积热；或水分缺乏；或多次妊娠，过度肥胖等。

治法

☆ **取穴：** 支沟、肾俞、关元、足三里。

☆ **定位：** 支沟——位于前臂背侧，当阳池与肘尖的连线上，腕背横纹上3寸。见图4–12。

肾俞——在腰部，当第二腰椎棘突下旁开1.5寸。见图1–13。

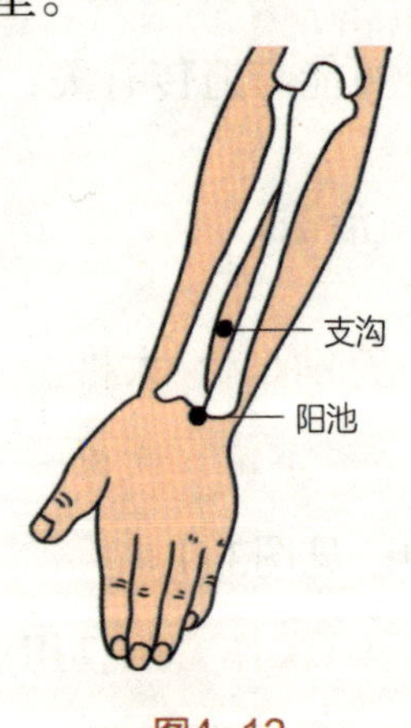

图4–12

关元——在下腹部前正中线上，当脐下3寸。见图4-8。

足三里——在小腿前外侧，当犊鼻下3寸，距胫骨前缘一横指（中指）。见图3-4。

☆ **操作方法：** 用点刺放血法。穴位常规消毒后，用三棱针在上述穴位及附近血络点刺放血数滴，再于穴位上用艾条各悬灸10分钟。每日1次，中病即止。

胃痛

胃痛即胃脘痛，由于痛近心窝部，民间又称心窝痛，此痛多由忧郁、恼怒伤肝，肝气不舒，横逆犯胃，气机阻塞；或气滞日久，造成血脉凝涩，瘀血内结；或脾胃虚弱，阳气不足，中气下陷，内生虚寒，寒凝血脉，脉络不通。此外，过食生冷及湿热积滞等皆可导致胃痛。

治法

☆ **取穴：** 膏肓。

☆ **定位：** 膏肓——在背部，第四胸椎棘突下旁开3寸。见图1-13。

☆ **操作方法：** 常规消毒后，用三棱针点刺该穴，再扣拔火罐，留罐3~5分钟。每日1次，中病即止。

泄泻

泄泻是以排便次数增多，粪便稀薄，甚至泻出如水样的大便为主，多由脾胃运化功能失职，湿邪内盛所致。临床表现以腹痛、肠鸣、大便次数增多（一日数次或十多次）、粪便稀薄如水为主要症状。

治法一

☆ **取穴：** 大肠俞、中脘、天枢、神阙。

☆ **定位：** 大肠俞——在腰部，当第四腰椎棘突下旁开1.5寸。见图1-13。

中脘——在上腹部，前正中线上，当脐上4寸。见图4-13。

大枢——在腹中部，距脐中2寸。见图4-13。

神阙——在腹中部，脐

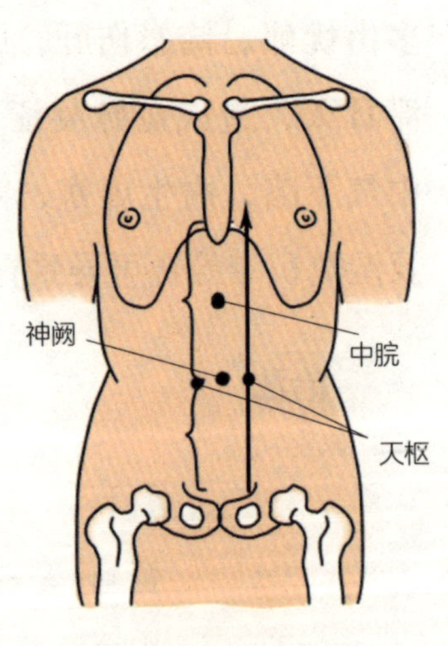

图4-13

中央。见图4-13。

☆ **操作方法：**用点刺放血法。穴位常规消毒后，用三棱针在大肠俞、中脘、天枢穴点刺放血少许，并用艾条悬灸神阙穴10分钟。每日1次，中病即止。

肥胖

肥胖是指人体脂肪沉积过多，超出标准体重的20%。这是由于食物摄入过多或机体代谢改变而导致的体内脂肪积聚过多，造成体重过度增长，并引起人体病理、生理改变或潜伏。

肥胖分为轻度、中度、重度3种类型。轻度：一般无自觉症状，生活起居正常无碍；中度：常有心悸、腹胀、易疲劳、畏热多汗、呼吸短促，甚至下肢浮肿等症状；重度：可出现缺氧、二氧化碳潴留，导致胸闷、气促、嗜睡，严重者可出现心肺功能衰竭，诱发动脉硬化、冠心病、高血压、糖尿病、痛风、胆结石、脂肪肝等。

治法

☆ **取穴：**胃俞、脾俞、足三里、丰隆、中脘、天枢。

☆ **定位：**胃俞——在背部，第十二胸椎棘突下，后正中线旁开1.5寸。见图1–13。

脾俞——在背部，当第十一胸椎棘突下旁开1.5寸。见图1–13。

足三里——在小腿前外侧，当犊鼻下3寸，距胫骨前缘一横指（中指）。见图3–4。

丰隆——在小腿前外侧，当外踝尖上8寸，距胫骨前缘二横指（中指）。见图4–4。

中脘——在上腹部，前正中线上，当脐上4寸。见图4–13。

天枢——在腹中部，距脐中2寸。见图4–13。

☆ **操作方法：** 用点刺放血法。穴位常规消毒后，用三棱针在所选穴位上点刺放血数滴，针后在穴位上拔火罐，留罐10分钟，并用艾条于胃俞、脾俞、足三里、中脘、天枢等穴上各悬灸15分钟。每日1次，中病即止。

脑卒中

脑卒中俗称中风，是一种急性脑血管疾病，是由于脑部血管突然破裂或血管阻塞导致血液不能流入大脑而引起脑组织损伤的一组疾病。包括缺血性脑卒中（也称为脑梗死）和出血性脑卒中（包括脑实质出血、脑室出血以及蛛网膜下腔出血）两种，寒冷季节发病率更高，具有明显的季节性。

治法

☆ **取穴：** 百会、上星、地仓、太阳、少商、印堂、太阳、风池、肩井、大椎、命门、肩髃。

☆ **定位：** 百会——在头部，两耳尖连线与头正中线相交处。见图4–7。

上星——在头部，当前发际正中直上一横指。见图4–14。

地仓——在面部，口角外侧，瞳孔直下垂直线与口角水平线相交处。见图4–14。

太阳——在颞部，当眉梢与目外眦之间，向后约一横指的凹陷处。见图4–7。

少商——在大拇指末节桡侧，距指甲角0.1寸（指寸）。见图4–7。

印堂——在前额部，当两眉头间连线与前正中线之交点处。见图4–7。

风池——在项后，当枕骨之下，与风府相平，胸锁乳突肌与斜方肌上端之间的凹陷处。见图4–7。

肩井——在肩上，当大椎穴与肩峰连线的中点，即乳头正上方与肩线交接处。见图4–14。

大椎——在背部后正中线上，第七颈椎棘突下凹陷中。见图3–1。

命门——在背部，当第二、三腰椎棘突间，在腰背筋膜、棘上韧带及棘间韧带中。见图2–13。

肩髃——在肩部，三角肌上。上臂外展，或向前平举时，当肩峰前下方凹陷处。见图4–14。

☆ **操作方法：** 常规消毒后，用三棱针点刺患侧百会、上星、地仓、太阳、少商等穴位；用梅花针弹刺印堂—百会—大椎10次，再弹刺印堂—太阳—风池—肩井10次。用火罐分别拔吸大椎、命门、肩髃、手心、脚心10分钟。

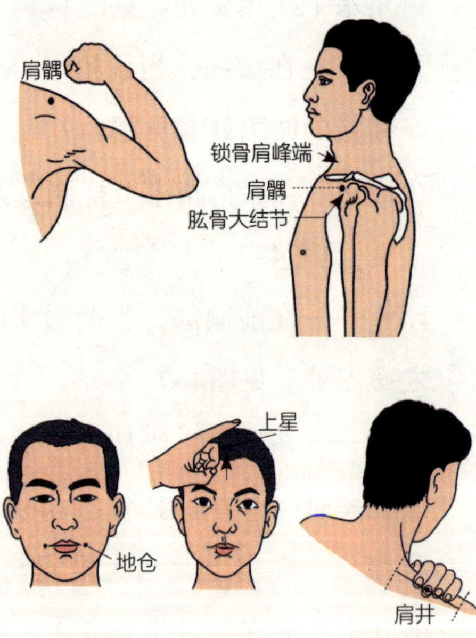

图4–14

慢性胃炎

慢性胃炎系指不同病因引起的各种慢性胃黏膜炎性病变，是一种常见病，其发病率在各种胃病中居首位。慢性胃炎可由急性胃炎转变而来，也可因不良饮食习惯，长期服用对胃有刺激的药物，口、鼻、咽、幽门部位的感染病灶及自身的免疫性疾病等原因而导致。

治法

☆ **取穴：** 胃俞、脾俞、中脘、天枢、足三里。

☆ **定位：** 胃俞——在背部，当第十二胸椎棘突下旁开1.5寸处。见图1–13。

脾俞——在背部，当第十一胸椎棘突下旁开1.5寸处。见图1–13。

中脘——在上腹部，前正中线上，当脐中上4寸。见图4–13。

天枢——在腹中部，距脐中2寸。见图4–13。

足三里——在小腿前外侧，当犊鼻下3寸，距胫骨前缘一横指（中指）。见图3–4。

☆ **操作方法：** 用点刺放血法。穴位常规消毒后，用三棱针在上述部位点刺放血5～10毫升。每日1次，中病即止。

水肿

水肿是指体液在人体组织间隙过多，使组织肿胀，导致头面、眼睑、四肢、腹背甚至全身浮肿的病症。一般来讲，水肿多先从头面或下肢开始，进而发展到四肢及全身。水肿严重的患者，四肢肿胀，手肿难以握持，足肿难以穿鞋袜，还伴有胸闷憋气、纳呆、体乏无力、少尿等症状。

治法

☆ **取穴：** 肾俞、委中、阴陵泉。

☆ **定位：** 肾俞——在腰部，当第二腰椎棘突下旁开1.5寸。见图1-13。

委中——在腘横纹中点，当肱二头肌肌建与半腱肌肌腱的中间。见图3-3。

阴陵泉——在小腿内侧，当胫骨内侧髁后下方凹陷处。见图3-3。

☆ **操作方法：** 常规消毒后，取三棱针点刺以上穴位，各出血数滴。亦可配合艾炷灸内踝下赤白肉际

（四肢的内、外侧赤肉与白肉交界处。其中，皮色较白的叫“白肉”，皮色较深的叫“赤肉”）3壮，效果更佳。

糖尿病

糖尿病是一种以高血糖为特征的代谢性疾病，典型临床表现为“三多一少”，即多饮、多尿、多食和体重下降。长期患有糖尿病，会导致身体各组织器官，特别是眼、肾、心脏、血管、神经的慢性损害和功能障碍。中医认为糖尿病是由于肺热津伤、脾虚、肾虚等引起的阴虚火旺造成湿热内蕴，导致血糖代谢紊乱。

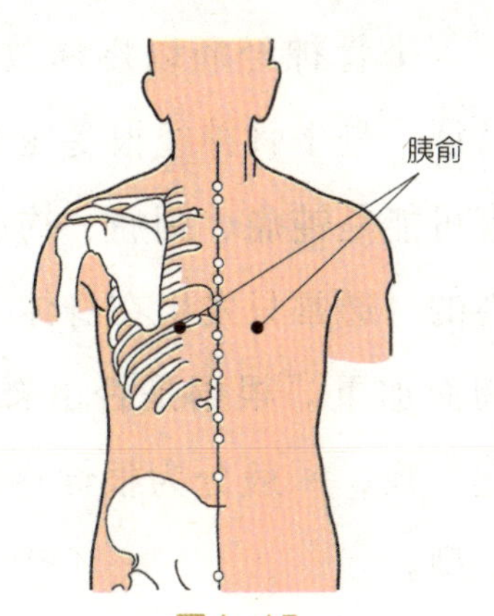

图4-15

治法

☆ **取穴：** 胰俞（胃脘下俞）、足三里。

☆ **定位：** 胰俞——在背部，当第八胸椎棘突下旁开1.5寸。见图4-15。

足三里——在小腿外侧，当犊鼻下3寸，距胫骨前缘一横指（中指）。见图3-4。

☆ **操作方法：** 常规消毒后，取三棱针点刺以上穴位，在足三里穴位上挤出3～5滴血，点刺完胰俞穴后，加扣火罐，留罐5～10分钟。

坐骨神经痛

坐骨神经痛以疼痛放射至一侧或双侧臀部、大腿后侧为特征，是坐骨神经根受压所致。这种疼痛感有可能是锐痛，也有可能是钝痛、刺痛、灼痛，可能是间断性的，也可能是持续性的。通常只发生在身体一侧，可因咳嗽、喷嚏、弯腰、举重物而加重。根据是否由脊椎病变引起或坐骨神经本身病变引起疼痛，一般分为根性疼痛（继发性）和干性疼痛（原发性）二型。

治法

☆ **取穴：** 肾俞、大肠俞、环跳、阳陵泉、委中。

☆ **定位：** 肾俞——在腰部，当第二腰椎棘突下旁开1.5寸。见图1-13。

大肠俞——在腰部，当第四腰椎棘突下旁开1.5寸。见图1-13。

环跳——在股外侧，侧卧屈股，当股骨大转子最凸点与骶骨裂孔的连线的外1/3处。见图4-16。

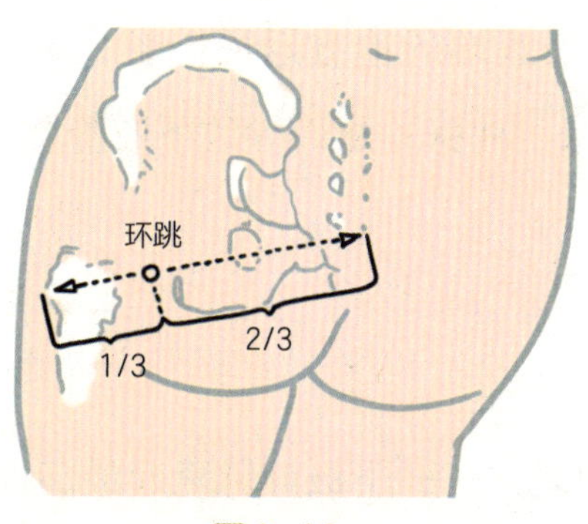

图4-16

阳陵泉——在小腿外侧，当腓骨头前下方凹陷处。见图2-2。

委中——在腘横纹中点，当肱二头肌肌腱与半腱肌肌腱的中间。见图3-3。

☆ **操作方法：**用点刺放血法。穴位常规消毒后，用三棱针在所选穴位上点刺放血5～10毫升，针后在压痛点处拔火罐。每日1次，中病即止。

下肢静脉曲张

下肢静脉曲张是一种常见疾病，主要表现为下肢大隐静脉扩张、伸长、迂曲，产生患肢酸胀、乏力、沉重等症状，严重者常伴有小腿溃疡或浅静脉炎等并发症。患者多为运动员、教师等长期站立者或从事持久劳动者。因为人站立的时候，重力向下，血液要从最远端的地方返回心脏，如果静脉功能不全，静脉就会发生扩张、曲张，从而导致下肢静脉高压。

治法

☆ **取穴：**阿是穴。

☆ **定位：**阿是穴——下肢静脉隆起最高处。

☆ **操作方法：**常规消毒后，取三棱针点刺阿是穴，放血由黑渐红。隔日治疗1次。

面肌痉挛

面肌痉挛又称面肌抽搐、面风，表现为一侧面部不自主抽搐，抽搐呈阵发性且不规则，程度不等，可因疲倦、精神紧张及自主运动等而加重。起病多从眼轮匝肌开始，然后涉及整个面部。本病多在中年后发生，常见于女性。中医认为此病是由肝肾阴虚引起的，因为肝主筋，筋脉失养而抽动，或因为外感风邪，邪郁化热，阻滞经络，令筋失濡养而面部抽动。

治法

☆ **取穴：** 颧髎、太阳、颊车。见图4–17。

☆ **定位：** 颧髎——位于目外眦直下，颧骨凹陷处。

太阳——在颞部，当眉梢与目外眦之间，向后约一横指的凹陷处。

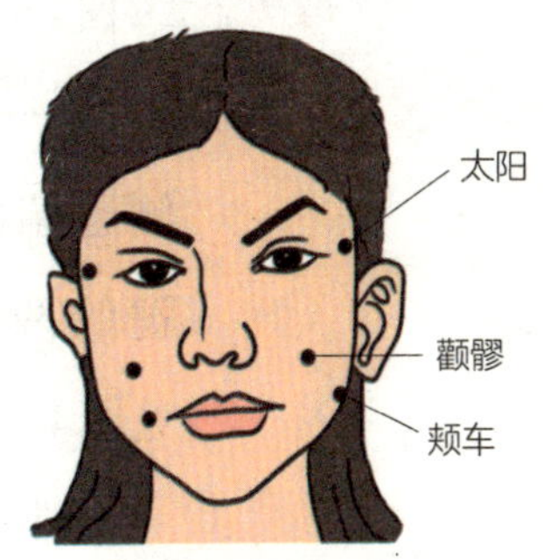

图4–17

颊车——在面颊部，上下牙咬紧时，隆起的咬肌高点处，按之凹陷、有酸胀感。

☆ **操作方法：** 常规消毒后，取三棱针点刺以上3个穴位，每个穴位挤出血4～6滴即可。

痔疮

痔疮又称痔，是临床上一种最常见的肛门疾病，属于常见多发病，有“十人九痔”的说法。痔疮发作时，肛门疼痛出血，肛门局部有结节高突，坐卧难宁。中医认为饮食不节，致使湿从内生，蕴久为热，湿热风燥，聚于脉络，浊气瘀血留结肛门，即可成痔。

治法

☆ **取穴：** 二白。

☆ **定位：** 二白——位于前臂前区，腕掌侧远端横纹上4寸，桡侧腕屈肌腱的两侧，一肢2穴，共4穴。见图4-18。

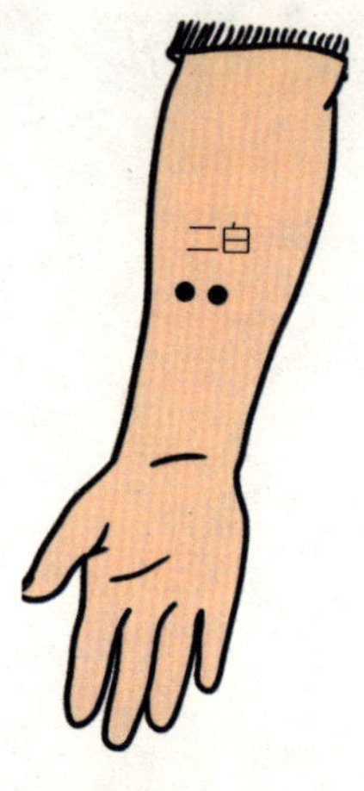

图4-18

☆ **操作方法：** 常规消毒后，取三棱针，点刺该穴，分别挤出4～6滴血。

卷五 妇科疾病

慢性盆腔炎

慢性盆腔炎患者在平时，经常有下腹部疼痛及腰骶部肿痛感和坠痛感，肛门也多有下坠感，白带多，月经不调，痛经；劳累和月经前后加重，乏力、腰酸、食欲不振、便溏等。中医认为，本病多为湿热之邪内侵，瘀结胞中，阻滞经络；或过食生冷，寒客胞中，寒性收引，令气机不畅；或久病伤肾，蒸腾无力，封藏失司。

治法

☆ **取穴：**中极、次髎。见图5-1。

☆ **定位：**中极——当前正中线上，脐下4寸。

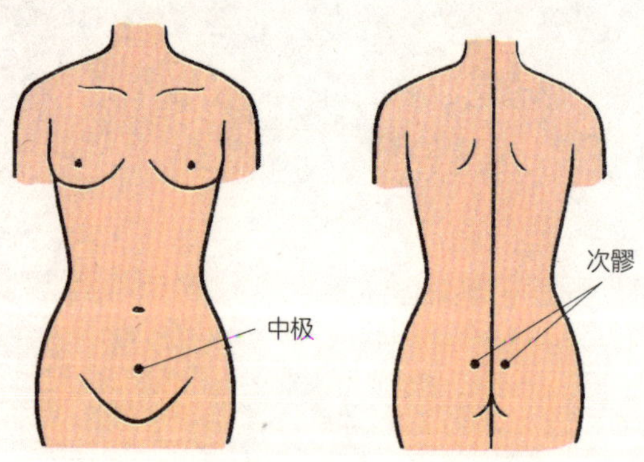

图5-1

次髎——第二骶后孔中，约当髂后上棘与第二骶椎棘突间。

☆ **操作方法：**取三棱针，点刺以上腧穴，再用闪火法扣拔火罐，留罐10分钟。

外阴瘙痒

外阴瘙痒是以女性外阴或阴道瘙痒为特征的病症，多为阵发性发作。一般在阴道内、外阴部和肛门周围，瘙痒难忍，白天较轻，夜间加重，中医称为“阴痒”。一般在月经期夜间或吃辛辣食品后加重，瘙痒严重时甚至坐卧不安，可伴有带下增多；局部皮肤可因搔抓而出现抓痕，甚至增厚、粗糙、呈苔藓化。

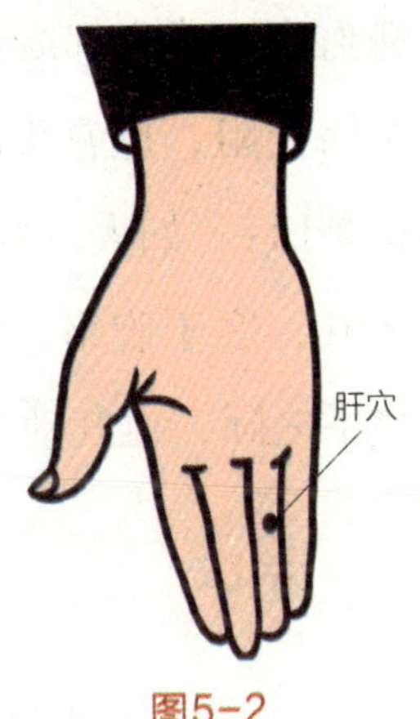

图5-2

治法

☆ **取穴：**肝穴。

☆ **定位：**肝穴——手无名指掌侧中节横纹中点。见图5-2。

☆ **操作方法：**取三棱针，点刺该穴，挤出血4～6滴，每3日治疗1次。

痛经

痛经又被称为经行腹痛，是指女性在月经期前后或行经期间出现的周期性小腹疼痛，是妇科常见病、多发病。一般以青年女性最为多见。

中医学认为“不通则痛”。多因情志不调，郁怒伤肝，气滞血瘀；或寒邪凝滞胞宫，经血不通；或气血不足，血运不畅，脉络受阻，胞宫失养，“不荣则痛”。隋朝巢元方著《诸病源候论》曰：“妇人月水来腹痛者，由劳伤血气，以致体虚，受风冷之气，客于胞络，损冲任之脉……其经血虚，受风冷，故月水将下之际，血气动于风冷，风冷与血气相击，故令痛也。”

治法

☆ **取穴：** 血海。

☆ **定位：** 血海——大腿内侧，髌骨内侧端上2寸，当股四头肌内侧头的隆起处。见图4-11。

☆ **操作方法：** 取三棱针，点刺该穴，令其出血4 ~ 6滴即可。

倒经

在月经期前后出现有规律的吐血或衄血，同时月经量减少或停经，谓之倒经。倒经是中医病名，又被称为“逆经”。西医称其为经行吐衄。中医认为，其病因多为肾水不足，肝郁化火，火邪伤络，血随火动上冲所致。

治法

☆ **取穴：** 太阳、曲泽、腰阳关。

☆ **定位：** 太阳——在颞部，当眉梢与目外眦之间，向后约一横指的凹陷处。见图4–17。

曲泽——在肘横纹上，当肱二头肌肌腱的尺侧缘。见图2–9。

腰阳关——第四腰椎棘突下。见图1–13。

☆ **操作方法：** 在月经将至前一周，常规消毒后，即取三棱针点刺太阳、曲泽，各挤出血4～6滴；腰阳关用三棱针点刺后扣拔火罐。

月经不调

月经不调是以月经周期和经量异常为主症的病症。中医认为该病与冲任和肝、脾、肾之关系密切。宋代陈自明《妇人大全良方》说：“凡妇人三十六种病，皆由子脏冷热……是故冲任之脉……”正如元代朱震亨《丹溪心法》所说：“经水不及期而来者，血热也。”情志不畅，可令气郁血滞；经期感寒，或恣食生冷，可令血寒凝聚，阻滞冲任，而使月经后错；此外，肝郁与肾虚又可致气血失调，疏泄不畅，而使封藏失职，引起月经无定期。

治法

☆ **取穴：** 膈俞、三阴交。

☆ **定位：** 膈俞——在背部，当第七胸椎棘突下旁开1.5寸。见图1–13。

三阴交——内踝高点上3寸，胫骨内侧面后缘。见图2–6。

☆ **操作方法：** 常规消毒后，取三棱针点刺以上腧穴，再用闪火法扣拔火罐，留罐5 ~ 10分钟。

崩漏

崩漏是指女性不在行经期间阴道突然大量出血或淋漓不断，月经周期紊乱，出血时间多延长十日至数十日，出血多淋漓不断，或似有似无，或量多如注。常伴有面色不华，体乏无力，月经或色淡、或暗黑或呈咖啡色，或清稀、或有血块，并伴有白带增多，等等。陈自明在《妇人大全良方》中说：“妇人崩中漏下者，由劳伤血气，冲任之脉虚损故也。”

治法

☆ **取穴：** 隐白、大敦。

☆ **定位：** 隐白——足拇指内侧，指甲角旁约0.1寸。见图2–6。

大敦——足拇指外侧，指甲角旁约0.1寸。见图5–3。

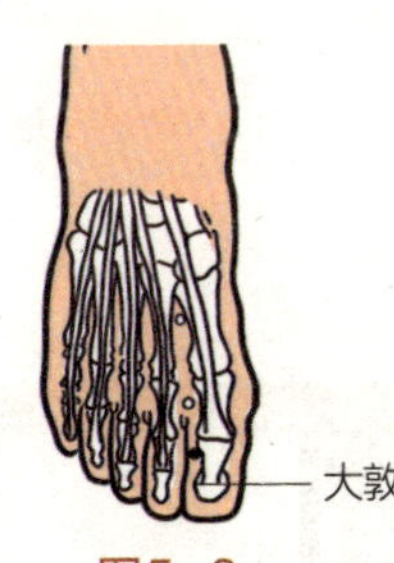

图5–3

☆ **操作方法：** 常规消毒后，取三棱针，点刺以上腧穴，分别挤出4～6滴血，隔日治疗1次。

乳腺肿痛

乳腺肿痛表现为乳腺有肿块并伴有疼痛的症状，考虑可能为乳腺增生。哺乳期女性如果出现这种情况，常见于急性乳腺炎。中医认为，其病因多为乳房不洁，毒邪内侵，客居乳内；或忧思恼怒，情志失畅，肝郁化火；或嗜食辛辣厚味，湿热壅积胃络，致使乳络闭阻，郁而化热，成脓而痛。

治法

☆ 取穴：膏肓。

☆ 定位：膏肓——在背部，当第四胸椎棘突下旁开3寸。见图1-13。

☆ 操作方法：常规消毒后，取三棱针，点刺该穴，再扣拔火罐，留罐10分钟。

乳腺炎

乳腺炎是女性常见的疾病，绝大多数发生在哺乳期，且初产妇为多。表现为乳房红肿热痛，可触摸到硬块，有压痛；同时伴有恶寒、发热、口渴及腋下淋巴结肿大等，中医称之为“乳痈”。《妇人大全良方》曰：“产后宜勤去乳汁，不宜蓄积，不去恶汁，内引于热，则结硬坚肿，牵急疼痛或渴思饮，其奶手近不得。”

治法

☆ **取穴：** 背后红斑。

☆ **定位：** 患有乳腺炎时，在背后第七颈椎至十二胸椎之间会出现鲜红色斑片，数量为1～10个，患侧较多。

☆ **操作方法：** 常规消毒后，取三棱针，在背后所有红斑处各点刺1针，挤出血4～6滴。

产后乳少

产后二三天至半月内的哺乳期间，产妇乳汁甚少或乳汁难下，乳汁稀薄，但乳房发育正常，被称为“产后缺乳”“乳汁不行”。同时，产妇还伴有面色苍白或发黄、头晕目眩、心慌气短或心悸少寐、胸闷乳胀等不适症状。《景岳全书·妇人规》曰：“妇人乳汁，乃冲任气血所化，故下则为经，上则为乳。若产后乳迟乳少者，由气血之不足。而犹或无乳者，其为冲任之虚弱无疑也。”

治法

☆ **取穴：** 少泽。

☆ **定位：** 少泽——小指尺侧指甲角旁约0.1寸。见图5-4。

☆ **操作方法：** 常规消毒后，取三棱针，点刺该穴，挤出血4～6滴。

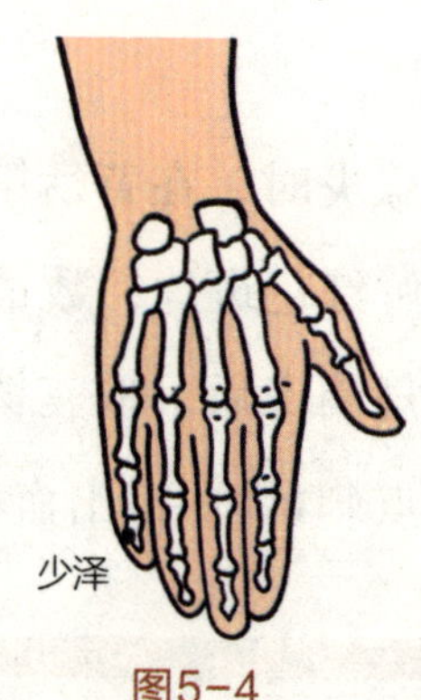

图5-4

卷六 儿科疾病

小儿发热

发热是指体温升高超出正常范围，即体温升高超出一天中正常体温波动的上限。临床通常将肛温≥38℃或腋温≥37.5℃定义为发热。此证多因小儿感受风寒、邪气束表，肺失宣达；或饮食不节，贪食过多，食积内停，蕴积化热等因素导致。虚则补，实则泻。

治法

☆ **取穴：** 大椎、耳尖、商阳。

☆ **定位：** 大椎——在背部后正中线上，第七颈椎棘突下凹陷中。见图3–1。

商阳——在食指末节桡侧，距指甲角0.1寸（指寸）。见图2–3。

☆ **操作方法：** 常规消毒后，用三棱针在所选穴位及附近血络点刺2～3下，使之出血，大椎加拔火罐，留罐10分钟。每日或隔日1次，中病即止。

小儿夜啼

小儿夜啼是指小儿白天能安静入睡，入夜则啼哭不安，时哭时止，或每夜定时啼哭，甚则通宵达旦，多见于新生儿及6个月内的小婴儿。脾寒腹痛是导致小儿夜啼的常见原因，常因孕母素体虚寒、恣食生冷，胎禀不足，脾寒内生；或因护理不当，腹部中寒，或用冷乳哺食，中阳不振，以致寒邪内侵，凝滞气机，不通则痛，因痛而啼。

治法

☆ **取穴：** 中冲。

☆ **定位：** 中冲——中指尖端中央。见图3–4。

☆ **操作方法：** 常规消毒后，取三棱针，点刺该穴，挤出2～4滴血。

小儿吐泻

小儿因饮食不节，食滞内停，或外感寒湿之邪，以致胃失和降，脾失健运或脾胃虚弱，升降失常等引起吐泻。严重时，患儿嘴里有腥臭味，还伴有发热、食欲不振、呕吐、精神萎靡、烦躁不安、口渴、面色苍白、大汗、昏迷等症状，这种情况一定要谨防小儿脱水。

治法

☆ **取穴：** 四缝。

☆ **定位：** 四缝——第二、三、四、五指的第一指关节横纹的中点。见图6-1。

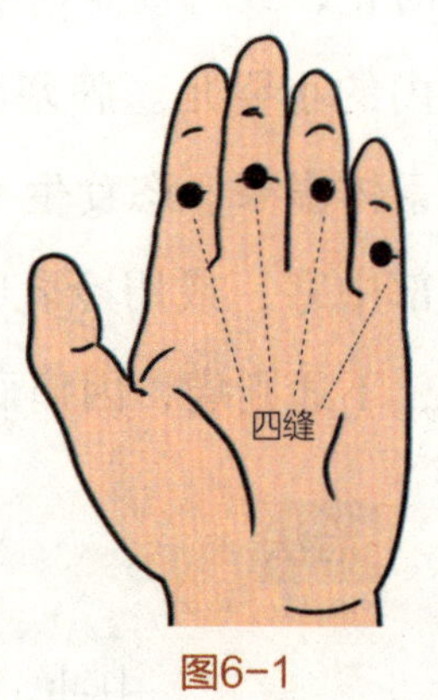

图6-1

☆ **操作方法：** 常规消毒后，取三棱针，点刺该穴，可挤出黄水或1～3滴血水。

小儿厌食

小儿厌食是一种慢性消化功能紊乱综合征，以长期的食欲减退或消失、食量减少为主要症状，是儿科常见病、多发病，1～6岁小儿多见。严重者可导致小儿营养不良、贫血、佝偻病及免疫力低下，出现反复呼吸道感染，对儿童生长发育、营养状态和智力发展也有不同程度的影响。

治法

☆ **取穴：** 四缝。

☆ **定位：** 四缝——第二、三、四、五指的第一指关节横纹的中点。见图6-1。

☆ **操作方法：** 取三棱针，点刺该穴，可挤出少量黄水或1～3滴血水。

小儿遗尿

小儿遗尿，俗称尿床，通常指小儿在熟睡时不自主地排尿。正常情况下，儿童在3～4岁就可控制排尿，如果随着年龄增长仍经常尿床，医学上称为“遗尿症”，多由肾气不足、肺脾亏虚导致。

治法

☆ **取穴：** 足三里（双）、天枢（双）、神阙。

☆ **定位：** 足三里——在小腿前外侧，当犊鼻下3寸，距胫骨前缘一横指（中指）。见图3-4。

天枢——在腹中部，距脐中2寸。见图4-13。

神阙——在腹中部，脐中央。见图4–13。

☆ **操作方法：** 用点刺放血法。常规消毒后，用三棱针在足三里穴点刺放血少许，并于天枢及神阙上用艾条艾灸10分钟。每日1次，中病即止。

小儿肺炎

小儿肺炎是婴幼儿的常见病，我国北方地区以冬春季多见，是婴幼儿死亡的常见原因。患儿表现为发热、拒食、烦躁、喘憋等症状，早期体温为38～39℃，亦可高达40℃。除呼吸道症状外，患儿可伴有精神萎靡、烦躁不安、食欲不振、腹泻等全身症状。小婴儿常见拒食、呛奶、呕吐及呼吸困难。

治法

☆ **取穴：** 少商。

☆ **定位：** 少商——在大拇指末节桡侧距指甲角旁约0.1寸。见图4–7。

☆ **操作方法：** 常规消毒后，取三棱针，点刺该穴，挤出4～6滴血。

卷七 皮肤科疾病

头皮屑

头皮屑也被称为白皮癣、白屑风、头生白屑等。患者头皮经常瘙痒，头皮易出油，或干燥，不时有白色皮屑脱落，如糠似秕，梳头或搔抓后，白屑飘下，日久可见头发稀疏。《外科正宗》描述道："白屑风多生于头、面、耳、项发中，初起微痒，久则渐生白屑，叠叠飞起，脱之又生。"

治法

☆ **取穴：** 委中。

☆ **定位：** 委中——在腘横纹中点，当肱二头肌肌腱与半腱肌肌腱的中间。见图3–3。

☆ **操作方法：** 常规消毒后，取三棱针，快速点刺该穴，令其出血2～3滴即可；每周治疗1次。

斑秃

斑秃也被称为油风、鬼舐头、油风秃等，俗称"鬼剃头"，表现为头发突然成片脱落，脱落处边界清楚，边缘整齐，头皮光滑发亮，偶见少量残发，易于拔除；同时可伴有头皮发痒、发痛、发麻；严重者，除全部头发脱光外，还会出现眉毛、胡须、腋毛、阴毛的脱落，被称为“普秃”。明代陈实功《外科正宗》云：“油风乃血虚不能随气荣养肌肤，故毛发根空，脱落成片，皮肤光亮，痒如虫行，此皆风热乘虚攻注而然。”

治法

☆ **取穴：** 上廉、阿是穴。

☆ **定位：** 上廉——在阳溪与曲池连线上，曲池下3寸处。见图7-1。

阿是穴——毛发脱落部位。

☆ **操作方法：** 常规消毒后，先取毫针刺上廉，再取三棱针或七星针密刺阿是穴，以微出血为度；每日治疗1次。

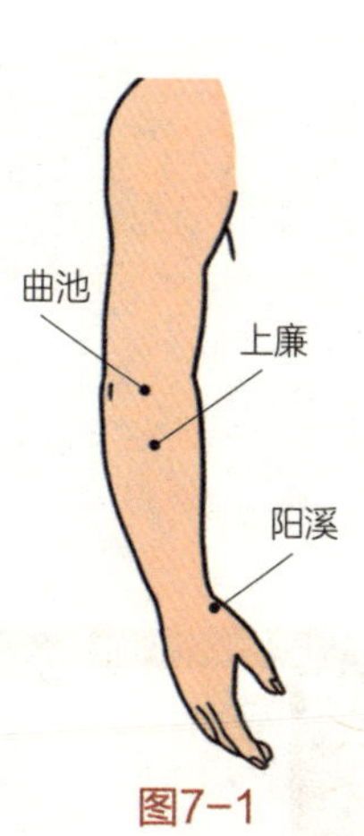

图7-1

皮肤瘙痒

皮肤瘙痒也被称为风瘙痒、风痒、痒风等，表现为身体某处或全身瘙痒，但无任何疹疥，夜晚瘙痒尤甚，令人心烦难眠，甚至搔抓出血，仍不能解痒，皮肤上可见抓痕累累；一般成年人多发，尤其是老年人。此病正如清代许克昌、毕法《外科证治全书》所讲：“痒风，遍身瘙痒，并无疮疥，搔之不止。”

治法

☆ **取穴：** 膈俞、血海。

☆ **定位：** 膈俞——在背部，当第七胸椎棘突下旁开1.5寸。见图1-13。

血海——在大腿内侧，髌骨内侧端上2寸，当股四头肌内侧头的隆起处。见图4-11。

☆ **操作方法：** 常规消毒后，取三棱针，分别点刺以上腧穴，再扣拔火罐或分别挤出血4～6滴，每日治疗1次。

荨麻疹

中医称荨麻疹为“风疹块”“鬼风疙瘩”“风瘙瘾疹”等，隋代巢元方《诸病源候论·风痞瘟候》云：“汗出当风，风气搏于肌肉，与热气并，则生痞瘟，状如麻豆，甚者渐大，搔之成疮。”表现为被风一吹，皮肤会突然起风疹或风团，色泽鲜红、淡红或瓷白，可稀疏散在，亦可融合成片，扪之红热，瘙痒剧烈，发生迅速，消退亦快，且消退后不留痕迹。

治法

☆ **取穴：** 曲池、血海。见图7-2。

☆ **定位：** 曲池——在肘横纹上，当肱二头肌肌腱的尺侧缘。

血海——在大腿内侧，髌骨内侧端上2寸，当股四头肌内侧头的隆起处。

☆ **操作方法：** 常规消毒后，取三棱针，点刺以上腧穴，再扣拔火罐或挤出血4～6滴，每日治疗1次。

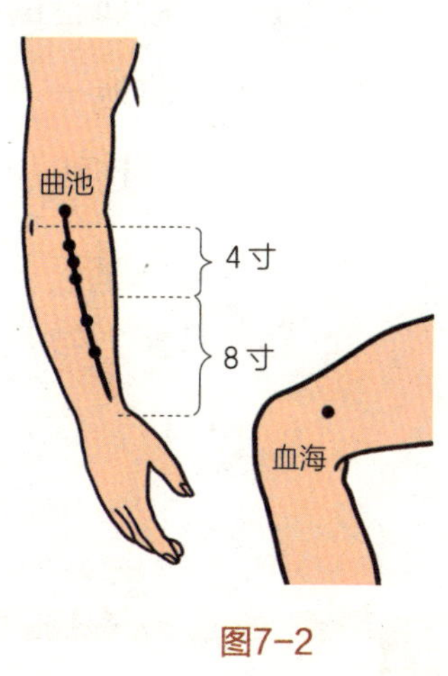

图7-2

慢性湿疹

慢性湿疹是一种慢性炎症性皮肤病，多由急性湿疹久治不愈演变而成。随着患病时间的延长，皮肤浸润变厚，干燥粗糙，有皮屑，色泽黯淡不红，边界清楚，自觉瘙痒甚剧，略见出水。发病原因复杂，内外因素相互作用，常为多方面。患者往往是过敏体质，这种过敏体质与遗传因素有关，故常在特定的人群中发病。

治法

☆ **取穴：**委中、曲池、血海。

☆ **定位：**委中——在腘横纹中点，当肱二头肌肌腱与半腱肌肌腱的中间。见图3–3。

曲池——屈肘，成直角，肘横纹外端与肱骨外上髁连线的中点。见图7–1。

血海——髌骨内上缘上2寸。见图7–2。

☆ **操作方法：**常规消毒后，取三棱针，分别点刺以上腧穴，可扣拔火罐或分别挤出血4～6滴；隔日治疗1次。

玫瑰糠疹

玫瑰糠疹又叫风热疮、血疳疮、子母癣等，表现为在躯干、股部或臀部生有淡红色或黄褐色斑片，数目较少，斑片周边微隆起，中间平，上覆薄薄白屑，有轻度瘙痒。大的或先出的斑片为“母斑”，随着时间越来越久，斑片的颜色会越来越淡，直至消退。其病因多为素体血热，又外受风邪，风热相搏，外发肌肤；或腠理不密，风热侵袭，外伤皮毛；或过食辛辣、肥甘，内热蕴积，灼伤阴液，肤失濡养。

治法

☆ **取穴：** 大椎。

☆ **定位：** 大椎——在背部后正中线上，第七颈椎棘突下凹陷中。见图3–1。

☆ **操作方法：** 常规消毒后，取三棱针点刺该穴，再用闪火法扣拔火罐，留罐5～10分钟，出血少许；隔日治疗1次。

夏季皮炎

夏季天气炎热，易感夏季皮炎。夏季皮炎，也称暑热疮，表现为皮肤受损处发红，微肿胀，继则出现细小丘疹或小水疱，有瘙痒，搔破后有少许渗出；伴有胸闷、口渴、心烦、食少、小便短赤。其病因多为素体不强，血热内蕴，又感受盛夏酷暑之气，与血热相搏；或暑热湿闷，又贪凉饮冷，脾阳被遏，湿热内阻，外发肌肤；或肤腠不密，卫外失司，受毒光曝照，热毒内侵。

治法

☆ **取穴：** 委中。

☆ **定位：** 委中——在腘横纹中点，当肱二头肌肌腱与半腱肌肌腱的中间。见图3–3。

☆ **操作方法：** 常规消毒后，先用止血带扎紧膝窝上方，再用三棱针快速点刺该穴，令其出血少许；每5日治疗1次。

神经性皮炎

神经性皮炎又被称为顽癣、牛皮癣，患者通常瘙痒难耐，于是不断搔抓，越抓越痒，造成皮肤表面破损，惨不忍睹。在临床上，神经性皮炎患者的皮肤通常粗糙，纹理加深，纵横无定，轮廓全无，表面有糠皮样鳞屑，伴阵发性瘙痒，搔则顽痹，不知痒痛，夜间往往瘙痒加重，常年不愈，一般夏季加重，冬季缓解。

治法

☆ **取穴：** 阿是穴（患处）。

☆ **定位：** 病患处，“有痛便是穴”。

☆ **操作方法：** 常规消毒后，取梅花针，在病患处找到痛点并叩刺，令其少许出血即可；隔日治疗1次。

虫咬皮炎

虫咬皮炎是西医病名，可能由毒虫（蚊、臭虫、跳蚤、蜈蚣、蝎子、隐翅虫等）叮咬皮肤后引起，也称为恶虫叮咬、虫咬伤、虫毒病等。轻者多在叮咬之处出现丘疹、疱疹、发红发痒，中有咬痕，周边有红晕；或被咬处出现红、肿、热、痛，燎浆水疱，剧烈疼痛；严重者可伴有高热神昏，谵语抽搐。

治法

☆ **取穴：** 阿是穴（毒虫叮咬之处）。

☆ **定位：** 病患处。

☆ **操作方法：** 常规消毒后，取三棱针，快速点刺阿是穴，令其出血；再用闪火法扣拔火罐，留罐5～10分钟，除去恶血。

带状疱疹

带状疱疹俗称“缠腰火丹”“蛇串疮”“缠腰龙”，是由水痘——带状疱疹病毒感染引起的皮肤疾病。多发生在单侧胁肋、胸腰部，呈炎性红斑、丘疹，丘疹群集成簇状，上有水疱，沿神经分布，排列成带状，患处痛甚，如针刺火燎，疱液浑浊，破溃时有水渗出，疱面糜烂，疼痛难当。或溃后干涸结痂，痂落后留有色素沉着。正如清代祁坤《外科大成》记载："俗名蛇串疮。初生于腰，紫赤如疹，或起水疱，痛如火燎。"

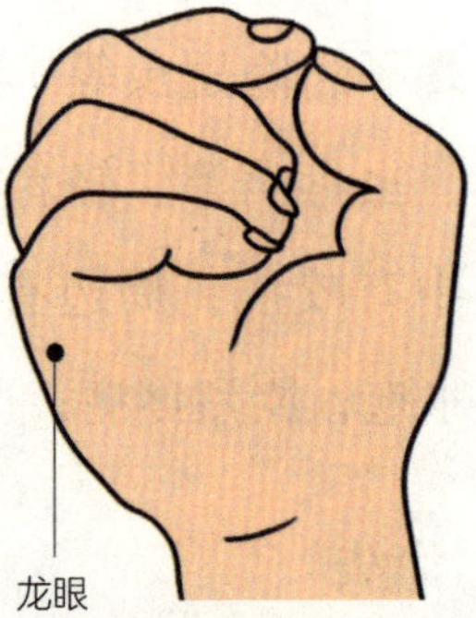

治法

☆ **取穴：** 龙眼、阿是穴。

☆ **定位：** 龙眼——在小指掌指关节尺侧的赤白肉际。见图7-3。

阿是穴——皮损部位。

龙眼

图7-3

☆ **操作方法：** 常规消毒后，取三棱针，点刺龙眼穴及阿是穴，阿是穴可点刺3～5针，令其出血；每日治疗1次。

痤疮

痤疮是毛囊皮脂腺单位的一种慢性炎症性皮肤病，好发于青少年，表现为在面部或胸背有疙瘩丛生，或小如粟米，或大如黄豆，上有黑头或白头，挤后可有线状膏脂排出；严重者可有脓疱、硬结，有红肿、压痛，破溃后出脓汁，可结疤。

中医认为，本病多因饮食不节，过食肥甘厚味，以致湿热蕴积肠胃，湿热之邪上蒸于头面；或肺热壅盛，复受外邪，聚积成热成邪；或体内血热，外受冷水渍洗，以致血受寒则凝，凝聚阻络酿成本病。

治法

☆ **取穴：**大椎、肺俞。

☆ **定位：**大椎——在背部后正中线上，第七颈椎棘突下凹陷中。见图3–1。

肺俞——在背部，第三胸椎棘突下旁开1.5寸。见图1–13。

☆ **操作方法：**常规消毒后，取三棱针（或皮肤针），分别点刺以上腧穴，出血少许即可，每3日治疗1次。

酒渣鼻

酒渣鼻又被称为玫瑰痤疮，通常表现为鼻部发红，鼻准部起紫红色粟疹脓疱，恰如酒渣，俗称“酒糟鼻”“红鼻子”“鼻赤”等。患病原因主要是面中部、鼻子或鼻子周围出现毛细血管扩张，加上其他毛囊虫对皮肤的感染，进而引起红斑，或是因为有增生而导致鼻子畸形。

治法

☆ **取穴：** 素髎、大椎。

☆ **定位：** 素髎——鼻尖正中。

大椎——在背部后正中线上，第七颈椎棘突下凹陷中。见图3-1。

☆ **操作方法：** 常规消毒后。取三棱针点刺素髎，挤出血4～6滴；再用梅花针叩打大椎，并用闪火法扣拔火罐，留罐5～10分钟；隔日治疗1次。

鸡眼

鸡眼多发生在足趾、跖侧、足跟、趾间等部位，是这些部位所起黄豆大小、淡黄色、半透明、高出皮肤、圆锥状、根埋肉里、顶硬凸、中心凹陷、状似鸡眼者，压之疼痛，每每于行走之时疼痛加剧。中医认为，其病因多为穿紧窄之鞋，长途行走，长时站立，或异物入肉，局部挤压，令气血凝滞，经络闭阻，气血不能荣养肌肤。

治法

☆ **取穴：** 阿是穴。

☆ **定位：** 阿是穴——病变部位。

☆ **操作方法：** 常规消毒后，取三棱针，快速点刺该穴之中央，挤出少许血即可；每周治疗2次。

白癜风

白癜风是一种比较常见的后天色素性皮肤病，正如《诸病源候论》所说："白癜者，面及颈项、身体皮肉色变白，与肉色不同，亦不痒痛，谓之白癜。"临床可见，皮肤生有白斑，其色乳白，大小不一，数目不定，斑内毛发变白，逐渐扩大，边缘清楚，周围皮肤颜色加深，多呈褐色。

中医认为，其病因多为腠理不密，卫外失固，感受风邪侵袭，闭阻经络，气血失和；或七情不遂，肝郁气滞，血行不畅，肌肤失养；或跌仆损伤，瘀血阻络，肤失温煦濡养而生白斑。

治法

☆ **取穴：** 中魁。

☆ **定位：** 中魁——中指近侧指间关节的中点。见图7-4。

☆ **操作方法：** 常规消毒后，取三棱针，点刺该穴，挤出血4～6滴，隔日治疗1次。

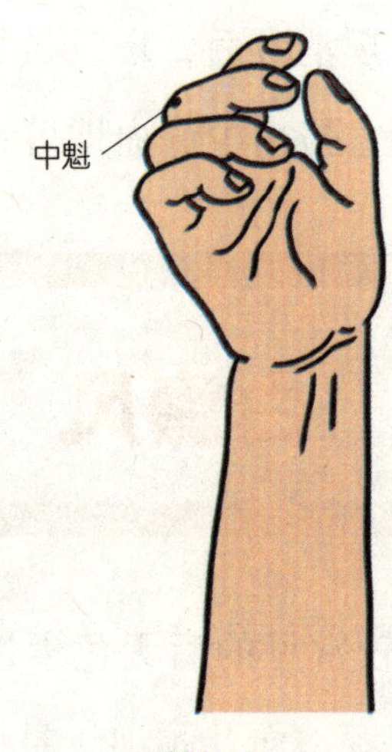

图7-4

卷八 骨科疾病

腰椎间盘突出症

腰椎间盘突出症主要是因为腰椎间盘各部分（髓核、纤维环及软骨板），尤其是髓核，有不同程度的退行性改变后，在外部因素作用下，椎间盘的纤维环破裂，髓核组织从破裂处突出（或脱出）于后方或椎管内，导致相邻脊神经根遭受刺激或压迫，从而引发腰部疼痛，一侧下肢或双下肢麻木、疼痛等一系列临床症状。

治法

☆ **取穴：** 委中。

☆ **定位：** 委中——在腘横纹中点，当肱二头肌肌腱与半腱肌肌腱的中间。见图3–3。

☆ **操作方法：** 患者取站立位，皮肤常规消毒后，选用三棱针一枚，左手拇指压在被刺部位下端，右手持三棱针对准委中部青紫脉络处，与皮肤成60° 斜刺入脉中后迅速将针退出，使瘀血排出。待出血自行停止后，再用消毒棉球按压针孔，最后以创可贴保护针孔，以防感染。每周2次，4次为1个疗程。

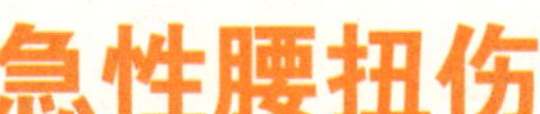

急性腰扭伤

急性腰扭伤是腰部肌肉、韧带、关节囊、筋膜等的急性损伤，可为部分撕裂或完全断裂。肌肉、筋膜损伤常为肌肉猛烈收缩所致（如搬东西姿势不正确、负荷重），常在肌肉起点或止点处产生撕裂伤，偶可产生筋膜破裂和肌疝。此病在青壮年体力劳动者中比较常见，是以腰部不适或腰部持续性剧痛，不能行走和翻身，咳嗽、呼吸等腹部用力时疼痛加重等为主要表现的腰部肌肉、韧带、筋膜、小关节突等组织急性扭伤。

治法一

☆ **取穴：** 阿是穴、委中（患侧）。

☆ **定位：** 阿是穴——患侧压痛点最明显处。

委中——在腘横纹中点，当肱二头肌肌腱与半腱肌肌腱的中间。见图3–3。

☆ **操作方法：** 取俯卧位，在阿是穴常规消毒后，医者持三棱针在患者痛点先点刺2～3下，再用闪火法拔罐5～10分钟。再嘱患者手扶桌案，足跟着地，用力挺直膝关节，使血络显露。常规消毒后，对准委中部瘀血明显的静脉迅速刺入，随即迅速退出。待血色由黑紫转为鲜红时，用消毒棉球压迫止血。每日1次，中病即止。

治法二

☆ **取穴：** 阿是穴。

☆ **定位：** 阿是穴——患侧压痛点最明显处。

☆ **操作方法：** 患者取俯卧位，在阿是穴局部常规消毒后，用梅花针对压痛点做环形叩刺（叩刺范围大于痛点即可），至稠密出血点为度，再用闪火法拔火罐5～10分钟，起罐后擦干血迹即可。每日1次，2～3次为1个疗程。

颈椎病

颈椎病是颈椎骨关节炎、增生性颈椎炎、颈神经根综合征、颈椎间盘脱出症的总称，主要表现为颈肩痛、头晕头痛、上肢麻木、肌肉萎缩，严重者双下肢痉挛、行走困难，甚至四肢麻痹，大小便障碍，出现瘫痪，属中医学“痹症”范畴。

痹症是指人体肌表、经络因感受风、寒、湿、热等引起的以肢体关节及肌肉酸痛、麻木、重着、屈伸不利，甚或关节肿

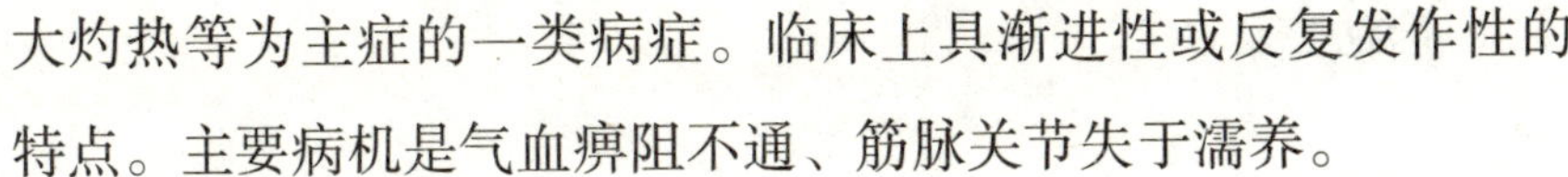

大灼热等为主症的一类病症。临床上具渐进性或反复发作性的特点。主要病机是气血痹阻不通、筋脉关节失于濡养。

治法一

☆ **取穴：** 阿是穴。

☆ **定位：** 阿是穴——颈背处痛区。

☆ **操作方法：** 患者取坐位或俯卧位，颈背处痛区局部消毒，用七星针弹刺至点状出血，力度以患者能耐受为度，然后在叩刺部位拔罐，5～10分钟后取罐，再用消毒棉球擦净血迹。隔日治疗1次，7次为1个疗程。

治法二

☆ **取穴：** 阿是穴。

☆ **定位：** 阿是穴——颈项部明显的压痛点。

☆ **操作方法：** 患者取俯卧位或坐位，常规消毒后，以皮肤针先重点叩刺颈项部明显的压痛点至皮肤轻微出血后，再沿颈项正中督脉及颈夹脊三线自上而下叩刺至大椎和风门穴，至皮肤轻微出血为度，然后在叩刺部位用闪火法拔罐，留罐5～10分钟，拔出瘀血少量。治疗后叮嘱患者当日禁止沐浴。每周治疗2次，5次为1个疗程。

治法三

☆ **取穴：** 阿是穴。

☆ **定位：** 阿是穴——颈部明显的压痛点。

☆ **操作方法：** 常规消毒后，用三棱针点刺出血，再用闪火法拔罐，留罐5～10分钟，起罐后用酒精棉球擦净血迹。每周治疗2次，5次为1个疗程。

落枕

落枕又称失枕。夜间睡眠姿势不良，头颈长时间处于过度偏转的位置；或睡眠时枕头不合适，过高、过低或过硬，使头颈处于过伸或过屈状态，均可引起颈部一侧肌肉紧张，导致颈部气血运行不畅、局部疼痛不适、动作明显受限等。

治法

☆ **取穴：** 阿是穴。

☆ **定位：** 阿是穴——患侧颈部明显的压痛点。

☆ **操作方法：** 常规消毒后，用梅花针中度叩刺患部，以局部出血如珠为度。然后以闪火法在叩刺部位拔火罐，5～10分钟后取下火罐，再用消毒棉球擦干血迹。叩刺时嘱患者头向患侧转动

2～3次，或做背屈仰天及前屈低头动作数次。

急性期每日1次，中病即止。

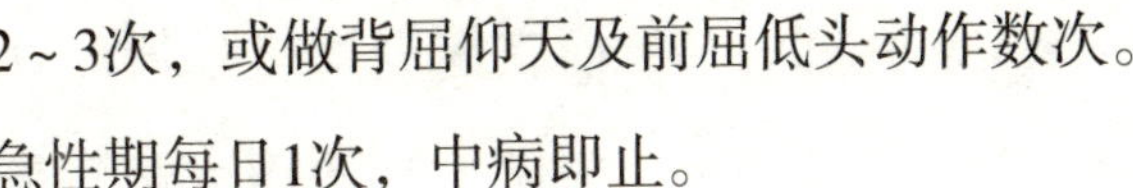

腰肌劳损

腰肌劳损的主要症状是腰部酸痛，日间劳累加重，休息后可减轻，日积月累可使肌纤维变性，甚而少量撕裂，形成瘢痕或纤维索条或粘连，遗留长期慢性腰背痛。中医认为，体虚过劳，复感外邪是慢性腰肌劳损发生的基本原因。本病多由年老体虚、禀赋不足或后天烦劳过度、房劳内伤等因素而产生。肝、脾、肾三脏亏虚，络脉痹阻是慢性腰肌劳损发生的基本病机。

治法一

☆ **取穴：** 阿是穴、夹脊穴、背俞穴。

☆ **定位：** 阿是穴——腰部压痛点。

夹脊穴——在脊柱棘突间两侧，后正中线旁开0.5寸处的所有穴位。

背俞穴——在背部，指肺俞、心俞、肝俞、脾俞、肾俞等五脏之背俞穴。

☆ **操作方法：** 患者取俯卧位，背、腰部肌肉放松，用消毒后的皮肤针在腰部压痛点、相应夹脊穴、背俞穴周围均匀叩刺，力量适中，以皮肤渗血为度，再用闪火法拔罐5～10分钟。拔罐时动作要快，要求用大口玻璃罐，每次拔出的皮肤渗出液、血液以2～3毫升为宜。隔日1次，5次为1个疗程。

治法二

☆ 取穴：阿是穴、委中。

☆ 定位：阿是穴——腰部压痛点。

委中——在腘横纹中点，当肱二头肌肌腱与半腱肌肌腱的中间。见图3-3。

☆ 操作方法：常规消毒后，用三棱针快速点刺各穴约0.2厘米深，刺后立即在该处拔罐，使瘀血尽出凝结后取罐，每穴出血1～2毫升。每周2次，5次为1个疗程。

治法三

☆ 取穴：委中。

☆ 定位：委中——在腘横纹中点，当肱二头肌肌腱与半腱肌肌腱的中间。见图3-3。

☆ 操作方法：患者取站立位，局部皮肤常规消毒后，选用三棱针一枚，左手拇指压在被刺部位下端，右手持三棱针对准委中部青紫脉络处，与皮肤成60°斜刺入脉中后迅速将针退出，使瘀血流出。可使用消毒棉球轻轻按压静脉上端，以助瘀血排出。待瘀血自行停止后，再用消毒棉球按压针孔，最后贴上创可贴保护针孔，以防感染。每周2次，5次为1个疗程。

肩周炎

肩周炎也称肩凝风、冻结肩，因患者自觉有冷气进入肩部，或感觉有凉气从肩关节内部向外冒出，故又称漏肩风。由于50岁左右的人易患此病，所以又称为“五十肩”。病初起时肩部呈阵发性疼痛，多数为慢性发作，以后疼痛逐渐加剧，或顿痛，或刀割样痛，呈持续性，气候变化或劳累后疼痛常加重，疼痛可向颈项及上肢（特别是肘部）扩散，当肩部偶然受到碰撞或牵拉时，常可引起撕裂样剧痛。

治法一

☆ **取穴：**阿是穴。

☆ **定位：**阿是穴——患侧肩部最明显的压痛点。

☆ **操作方法：**患者取坐位，取患肩部最明显的压痛点1～2

处，常规消毒后，用三棱针点刺3～5下，立即拔火罐，留罐5～10分钟，起罐后用酒精棉球擦净血迹。每周2～3次，5次为1个疗程。

治法二

☆ **取穴：**阿是穴。

☆ **定位：**阿是穴——患侧肩部最明显的压痛点。

☆ **操作方法：**常规消毒后，以阿是穴为中心，以梅花针向四周呈放射状重叩，如无明显压痛点则在肩关节疼痛区域中度叩刺，以渗出血珠为度，叩刺后配合拔罐5～10分钟。可配合推拿治疗。每周2～3次，每次都要重新寻找压痛点，5次为1个疗程。

卷九 五官科疾病

麦粒肿

麦粒肿又称针眼、睑腺炎，是睫毛毛囊附近的皮脂腺或睑板腺的急性化脓性炎症。患病初期多感眼睑部位或上眼皮或下眼皮边缘处发痒，继则在眼睑部位出现红肿、硬结、疼痛；或眼部有不舒服感、红肿、压痛，翻转眼睑，观睑结膜充血，以后有黄色脓点。此症一般轻者多可自愈，重者需开刀引流排脓。俗称“针眼”“偷针眼”“土疳”“土疡”。《诸病源候论》指出“人有眼内眦头忽结成疱，三五日间，便生脓汁，世呼为偷针”。

治法一

☆ **取穴：** 耳尖。

☆ **定位：** 耳尖——在耳郭的上方，当折耳向前，耳郭上方的尖端处。

☆ **操作方法：** 取患侧耳尖，用拇食指将耳尖部推擦捻至发热充血状态，再将耳郭由后向前对折。常规消毒后，用小号三棱针快速点刺，挤出5~10滴血，再用消毒干棉球按压止血。每日1次，中病即止。

治法二

☆ **取穴：**眼睑患处、耳尖、曲池。

☆ **定位：**曲池——在肘横纹上，当肱二头肌肌腱的尺侧缘。见图7–2。

☆ **操作方法：**患者取坐位，闭上眼睛。局部消毒后，用左手轻轻捏起眼睑皮肤，右手持小号三棱针，针尖对准红肿硬结处向上挑刺（以防刺到眼珠），略出血，用消毒纱布轻轻挤压，让毒血流出，每次只能挑治1个红肿硬结。然后再分别点刺耳尖、曲池等穴位，点刺放血5~10滴，用消毒棉球擦去血迹并按压针孔。隔日1次，3次为1个疗程。

治法三

☆ **取穴：**太阳、耳尖。

☆ **定位：**太阳——在颞部，当眉梢与目外眦之间，向后约一横指的凹陷处。见图4–7。

☆ **操作方法：**常规消毒后，用三棱针在太阳穴处点刺放血，然后拔罐3~5分钟。再用三棱针快速点刺耳尖2~3针，用手挤压出血，待挤出血的颜色由浓变淡时，再用消毒棉球按压针孔，致少量出血。值得注意的是，若单眼患病，放血时要取患侧耳尖穴；若双眼皆患病，则双侧耳穴均需放血。

治法四

☆ **取穴：** 肝俞、耳尖。

☆ **定位：** 肝俞——在背部，当第九胸椎棘突下旁开1.5寸。见图1-13。

耳尖——折耳向前，耳郭上方的尖端处。

☆ **操作方法：** 患者取坐位，进行常规消毒。用左手分别将耳尖、肝俞穴处的皮肤捏紧，用三棱针点刺两个穴位。每个穴位挤出6~7滴血即可。在肝俞穴点刺完成后，再配合拔罐，留罐5分钟。每日1次，中病即止。

鼻出血

鼻出血，又称鼻衄，是指鼻腔及周围组织的血管破裂，血液向前经鼻孔流出或向后流入口咽部，是临床常见的症状之一。此病可由鼻子本身疾病引起，亦可由全身疾病所致。鼻出血多为单侧，少数情况下可出现双侧；出血量多少不一，轻者仅为涕中带血，重者可引起失血性休克，反复鼻出血可导致贫血。

治法

☆ **取穴：**商阳。

☆ **定位：**商阳——在食指末节桡侧，距指甲角约0.1寸（指寸）。见图2–3。

☆ **操作方法：**常规消毒后，取三棱针点刺该穴，挤血4～6滴即可。

咽喉肿痛

咽喉肿痛一般发病比较突然，表现为咽部红肿、疼痛，吞咽不便；多同时伴有头痛、恶寒、咳嗽及食欲不振等。此病多发于一年中的寒冷季节，感冒、扁桃体炎、鼻窦炎、百日咳、咽喉炎以及病毒感染甚至心肌梗死均可引起咽喉肿痛。

治法

☆ **取穴：**少商、内庭。

☆ **定位：**少商——在大拇指末节桡侧，距指甲角约0.1寸（指寸）。见图4–7。

内庭——在足背，第二、三脚趾间缝纹端。见图2–4。

☆ **操作方法：**常规消毒后，取三棱针点刺以上腧穴，分别出血少许，每日治疗1次。

目赤肿痛

目赤肿痛即流行性结膜炎，中医又称其为“赤眼”“风火眼”“天行赤眼”，俗称“红眼病”。患者表现为白睛红赤、涩痒、灼痒、灼热疼痛、有黏性分泌物，一般一眼先发，亦可双眼同时发病，春秋两季多发。多由外感时邪引起，风热之邪，客于肺经，经气阻滞，热邪上犯；或饮食不节、脏腑积热，复感时邪，内外合邪，上扰于目而发。

治法

☆ **取穴：**太阳、头维。

☆ **定位：**太阳——在颞部，当眉梢与目外眦之间，向后约一横指的凹陷中。见图4-7。

头维——在头侧部，在额角发际上0.5寸，头正中线旁4.5寸。见图4-6。

☆ **操作方法：**取三棱针，分别点刺以上腧穴，各挤出血少许即可，隔日治疗1次。